자연치 살리는 Bone Leveling

자연치 살리는

Bone Leveling

오영학 · 라성호

대한나래출판사

서문

치과 임상은 동화속의 세계가 아니며,
임상가는 평생에 걸쳐 수많은 실패를 경험하게 됩니다.

그 실패를 극복하고 완벽을 향해 나아가는 노력은 아름다운 것이나
완벽을 가장하기 위해
– 자신의 진료 범위를 지나치게 좁히거나
– 결과에 대한 과도한 합리화는 오히려 더 큰 문제가 될 수도 있습니다.

임상의 실패란
– 치료 자체의 실패뿐만 아니라
– (환자나 치과의사가) 진료를 중도에 포기하는 것 역시 포함됩니다.

환자는 100% 완벽한 구강을 만들기 위해서가 아니라,
일상생활에서 겪는 불편함과 불안을 덜어내기 위해
치과를 찾는 경우가 많습니다.

환자의 이야기를 들어주고 그 마음을 헤아려서,
의학 지식이 허용하는 범위 내에서 모든 수단을 검토해
최선의 대책을 세우는 것이 의료인의 책무이며

그 길에는
– 최선이 아니면 차선
– 차선이 아니면 차악의 옵션까지도 준비하는 것이 좋습니다.
최악은 진료를 포기하는 것이겠죠.

이 책은 치주질환이 심한 몇 가지 증례를 통해
기존의 수술적/비수술적 방법과는
또 다른 길을 언급하고 있습니다.

하나의 완성된 프로토콜이라기보다는
이렇게 진료하는 사람도 있구나 하고
잡지 보듯이 부담 없이 봐주시면 좋겠습니다.

오늘도 진료실에서 환자를 위한 최선의 진료를
치열하게 고민하는 동료 치과의사들에게
이 책이 하나의 힌트 혹은 건설적 비평의 소재가 될 수 있다면 좋겠습니다.
충고와 비판을 소중히 듣겠습니다.

감사합니다.

2015년 8월

치과의사 **오영학 · 라성호** 올림

목차

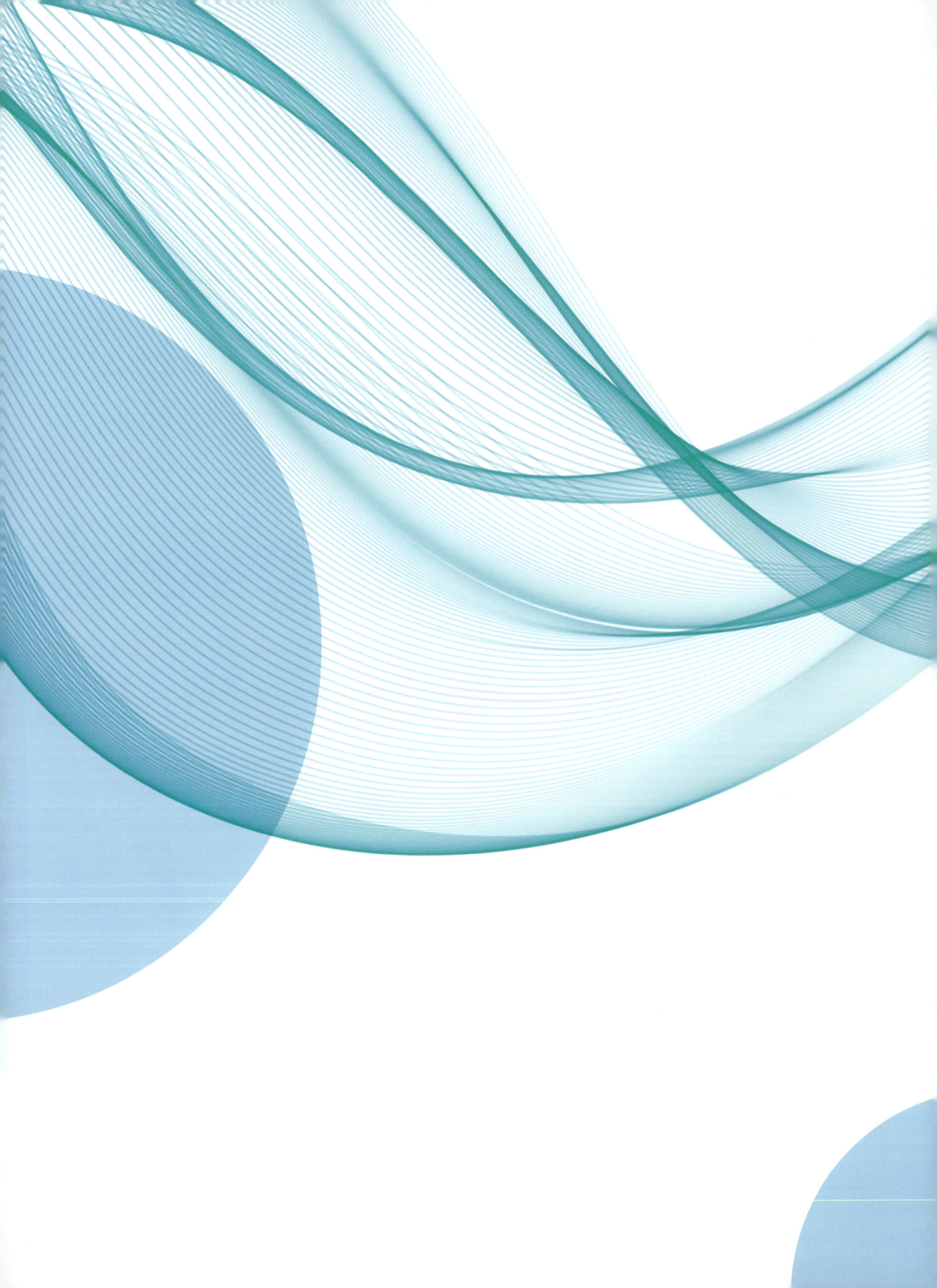

01

Alveolar Bone Leveling이란?

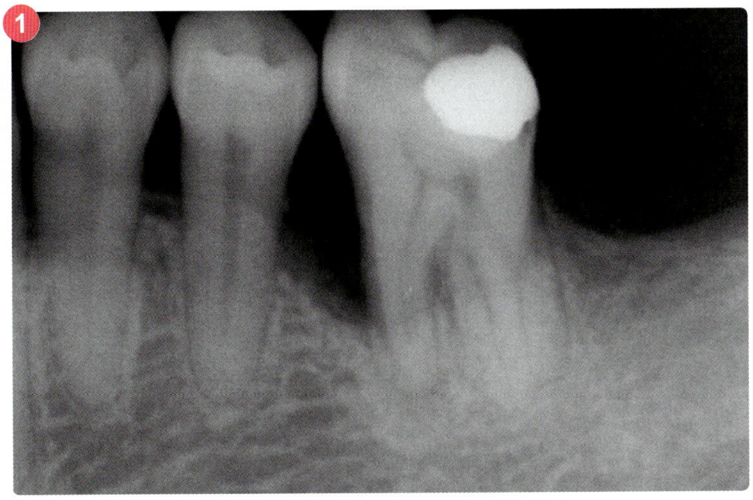

04/03/30

36번 근심은 임상에서 매우 흔히 볼 수 있는 bone loss 소견입니다.

- 크라운만 씌우기에는 치주가 불안하고
- 그렇다고 이차우식과 치아파절을 그냥 방치할 수도 없는 노릇이고...

어떻게 하는 것이 좋을까?

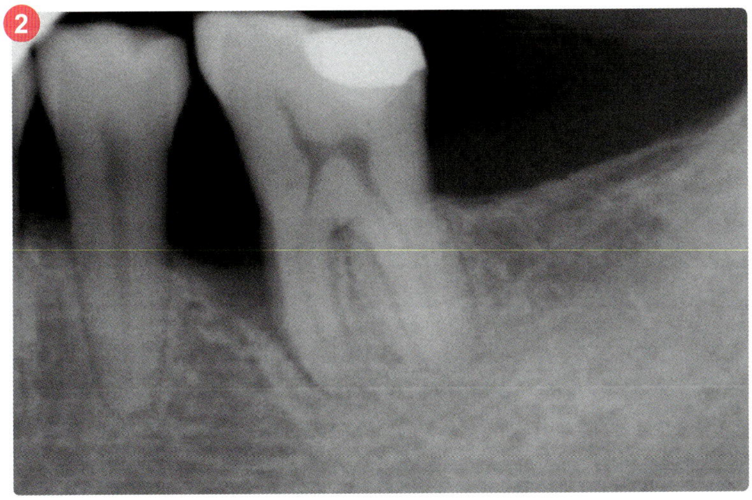

04/05/19

일단은 SRP & TBI로 염증 조절을 먼저 시행하고, 간섭되는 부위의 교합조정을 해줍니다. 7주 후 사진으로 다소 정출된 느낌입니다.

- local factor 열심히 제거하고
- plaque control이 좋다고...

무조건 안정적으로 유지될까...

- infrabony defect
- 깊은 치주낭

임상에서... 은근히 신경 쓰이는... 불안 요소

경험적으로 보면
잇몸뼈는 울퉁불퉁한 형태에서 평탄화되려는 성질을
가지고 있는데...
이를 alveolar bone leveling이라고 합니다.
뼈 위의 살
살 아래 뼈
살과 뼈는 물과 기름처럼 분리되어 존재하고...
그 분리 층은 평탄하게 되려는 성질
그런 관점에서 보면,
치아와 치근에 붙어있는 local factor 등에 의해
그 평탄함이 어지럽혀지는 것이 치주염,
그 염증을 바로 잡아 주려면...
치아의 이동(정출)을 자유롭게 허용해 주는 것이
어떨까?

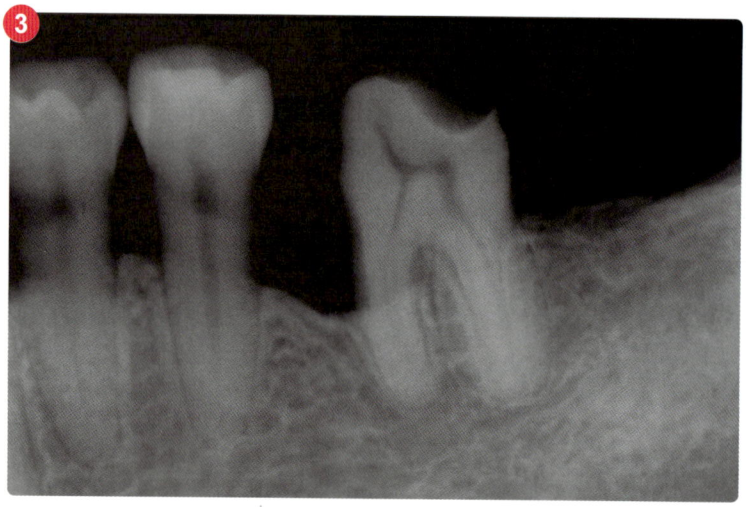

05/07/18

Provisional 상태에서 교합을 낮추어
정출을 허용한지 14개월 후

그냥 두어도 서서히 정출은 되었겠지만
이처럼 furcation이 양호한 치아는
시간이 오래 걸려서...
Provisional 제작 후 근심면 레진 adding을
통해 정출을 유도

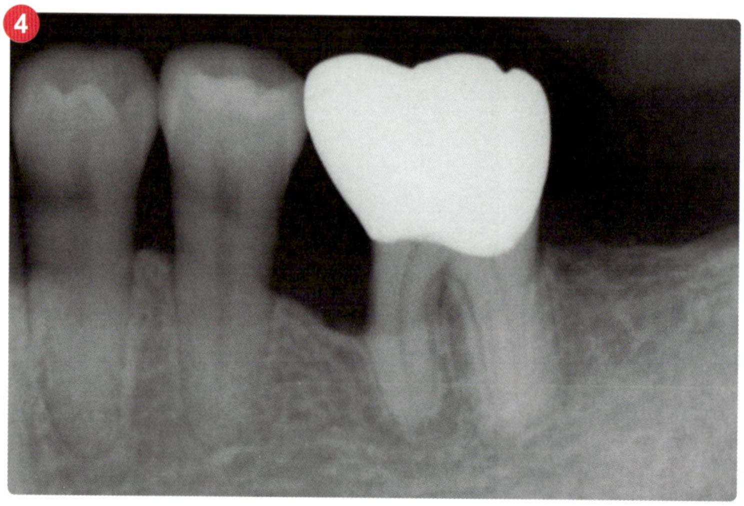

05/10/06

다시 3개월 후, 최종 보철 완성

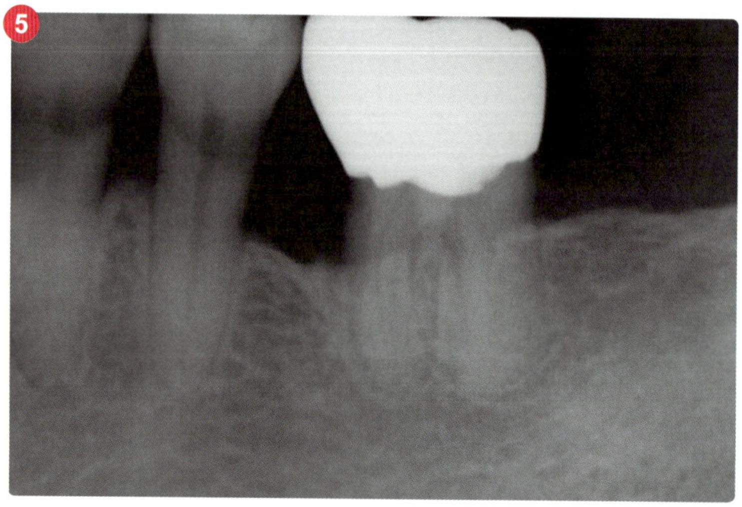

14/04/04

8.5년 후 F/U 사진
치조골이 보다 평탄화된 상태입니다.
이처럼 잇몸뼈가 평탄해지려는 bone leveling을 이용하면,
자연스레 치주낭을 줄여서
불리한 잇몸 상태의 치아를 보다 안정적으로
쓸 수 있지 않을까라는 생각을 해봅니다.

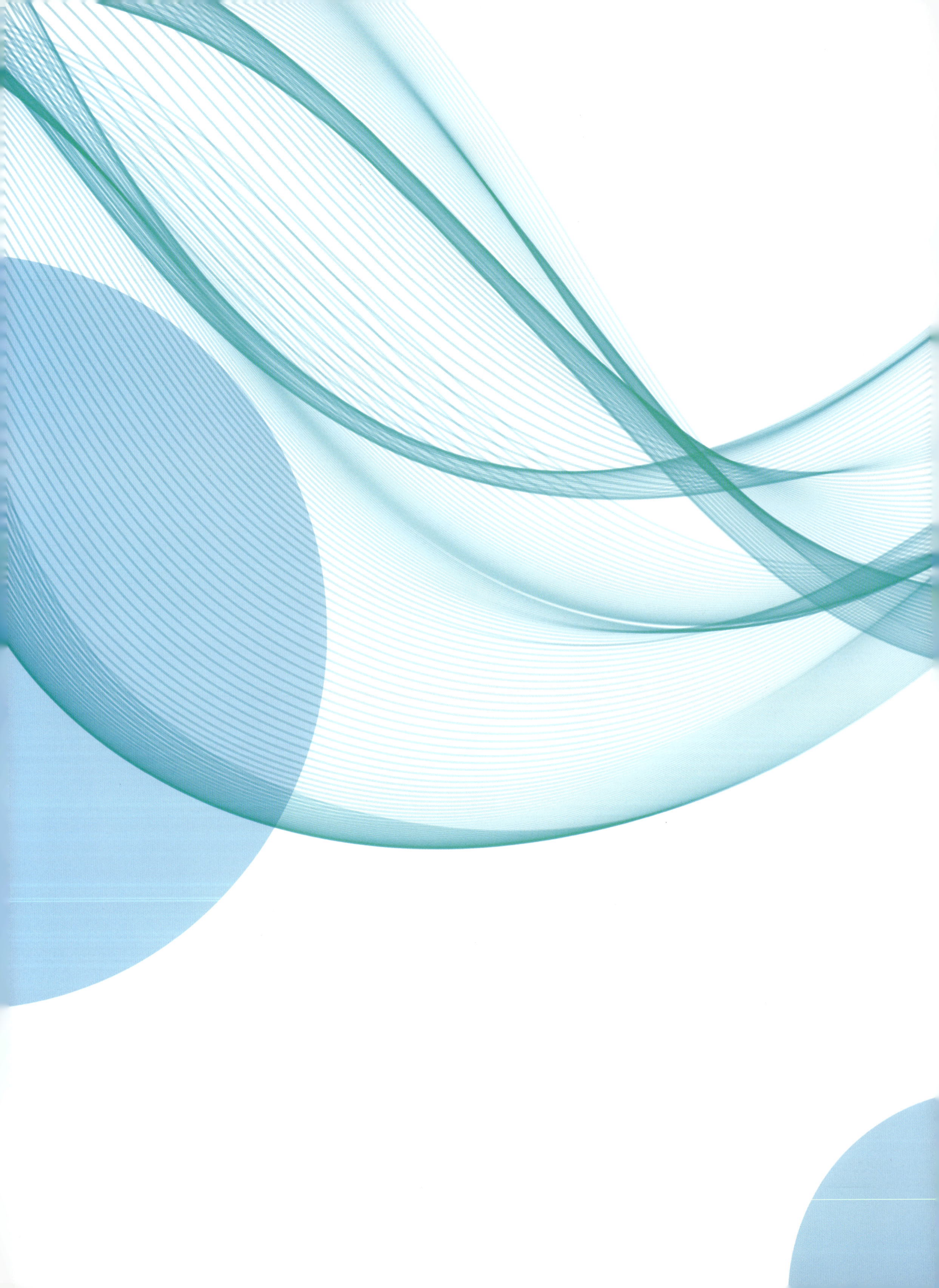

02

솟아오르는 치아 &
차오르는 뼈

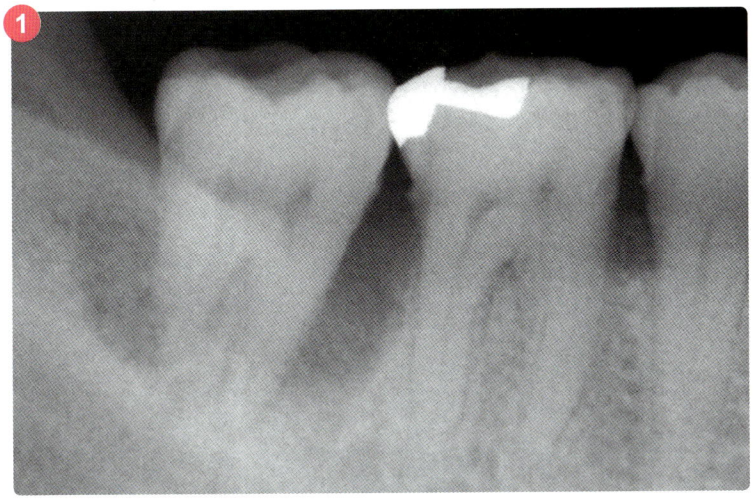

47번의 심한 골파괴...
바로 발치할 수도 있겠지만,
환자가 좀 더 쓰길 원하는 경우 어떤 방법이 있을까?
일단 SRP 하면서 발치는 뒤로 미루어 봅니다.
거기에 교합조정을 통한
정출을 기대하면서...

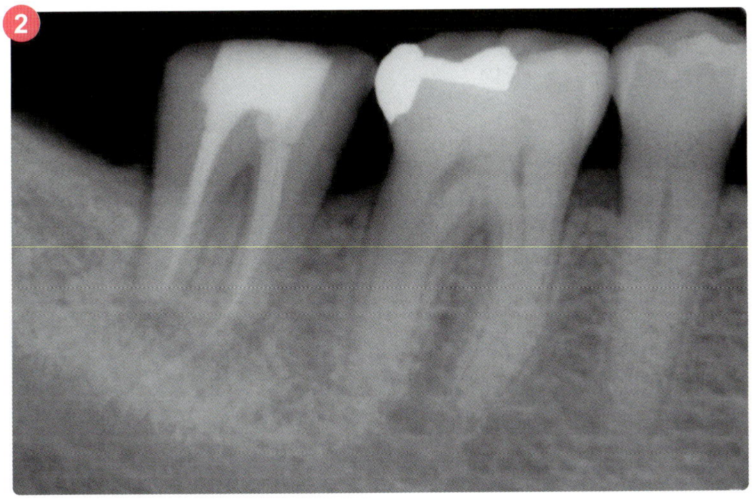

2년 후 상태
3mm 가량 치아가 정출되면서
만족스러운 골재생.
이 정도 되면...
추후 발치를 하더라도 임플란트 수술도
부담스럽지 않은

이처럼 치아의 정출은 치주낭을 줄이고,
치조골 재생에도 긍정적인 영향을 주는
경우가 있습니다.

03

CR Ratio 개선은 덤으로

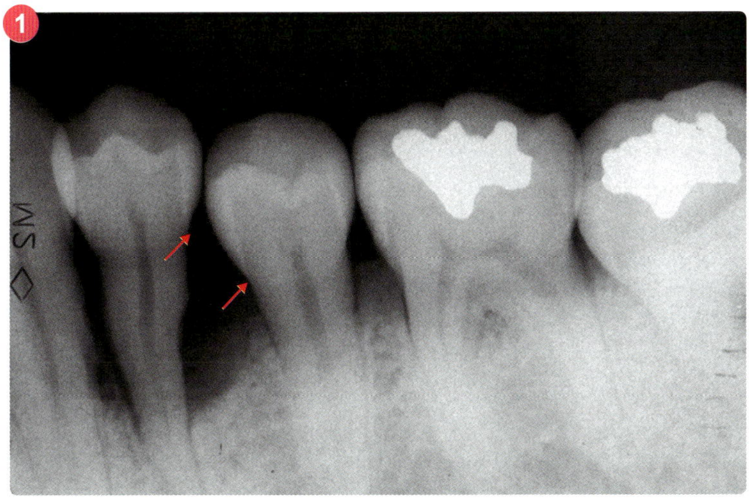

99/11/01

소구치 치조골이 많이 녹아버린 상태

교합면을 삭제해서 정출을 유도하면 어떻게 될까?

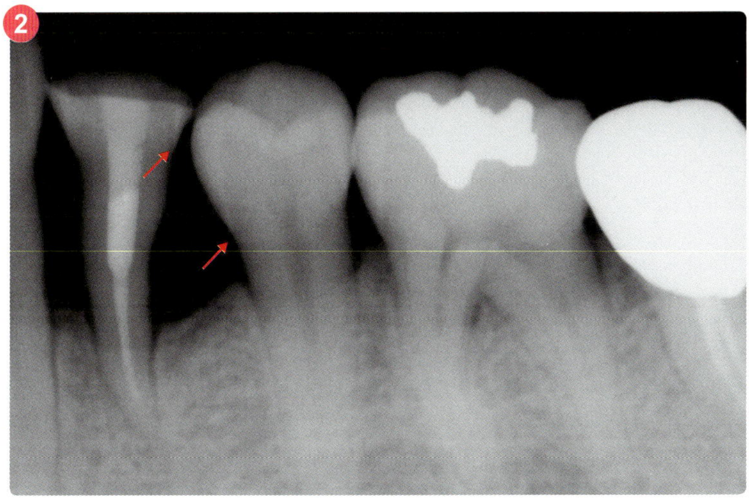

00/10/19

치아가 정출하면서 치조골이 함께 상승하면
– Crown 길이가 짧아지면서 CR ratio가 현저히 유리해집니다.

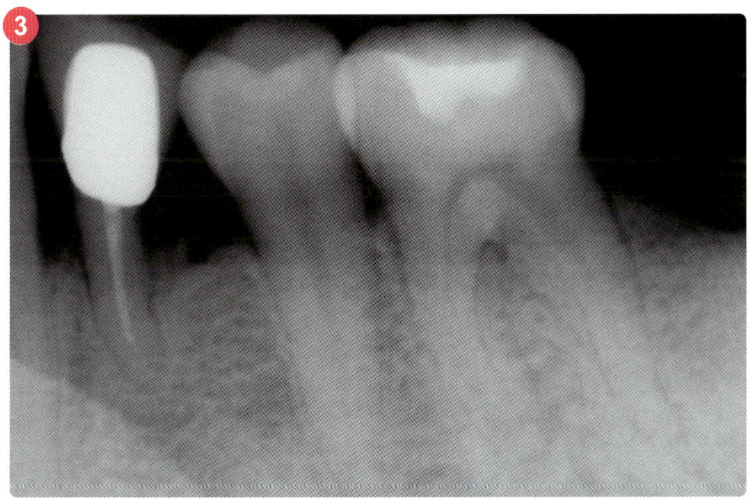

13/09/11

14년 후 사진

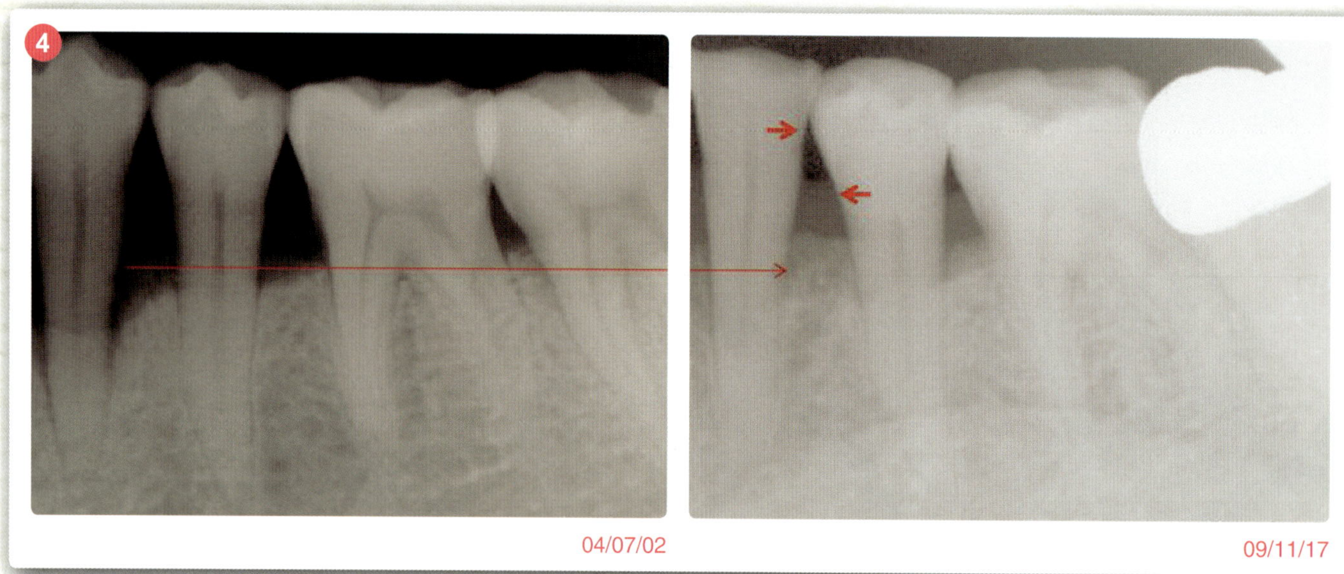

또 다른 증례. 5년에 걸친 교합조정

치아의 정출은

– 교합면으로 올라오는 것뿐만 아니라

– 근원심/협설 방향으로의 치우침 역시 고려해야 합니다.

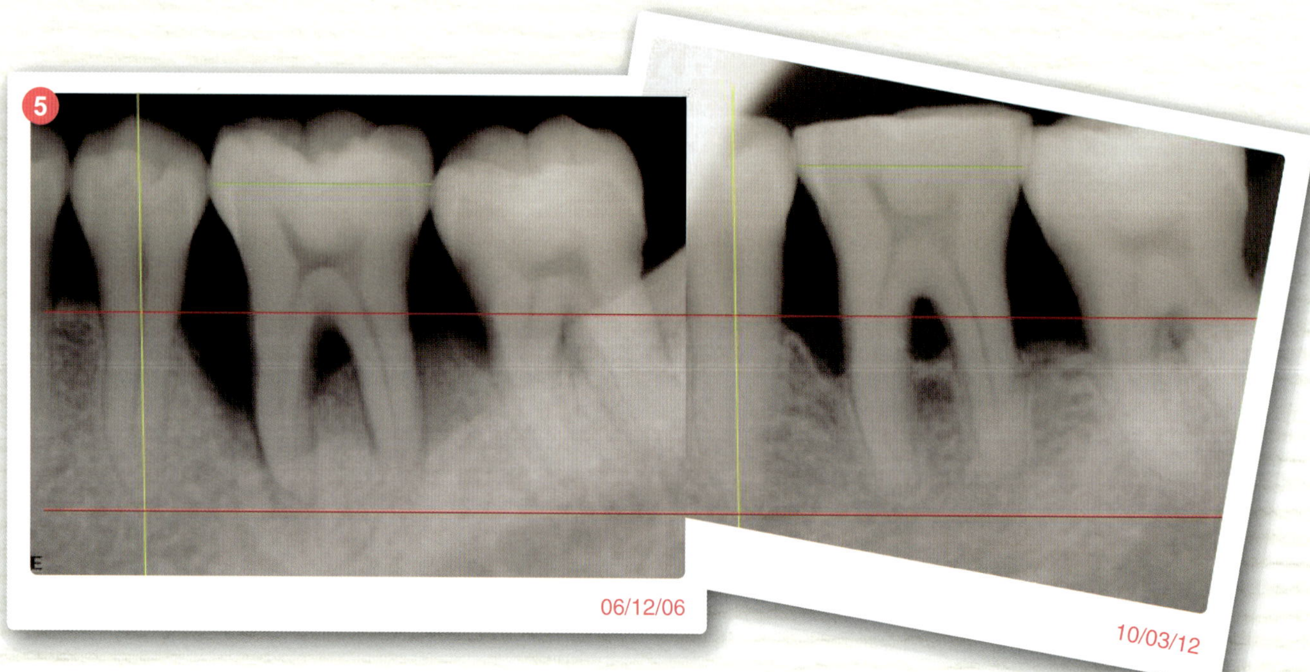

이처럼 대구치도 역시 정출이 가능합니다.

단, 동요도 있는 경우가 좀 더 정출이 잘 됩니다.

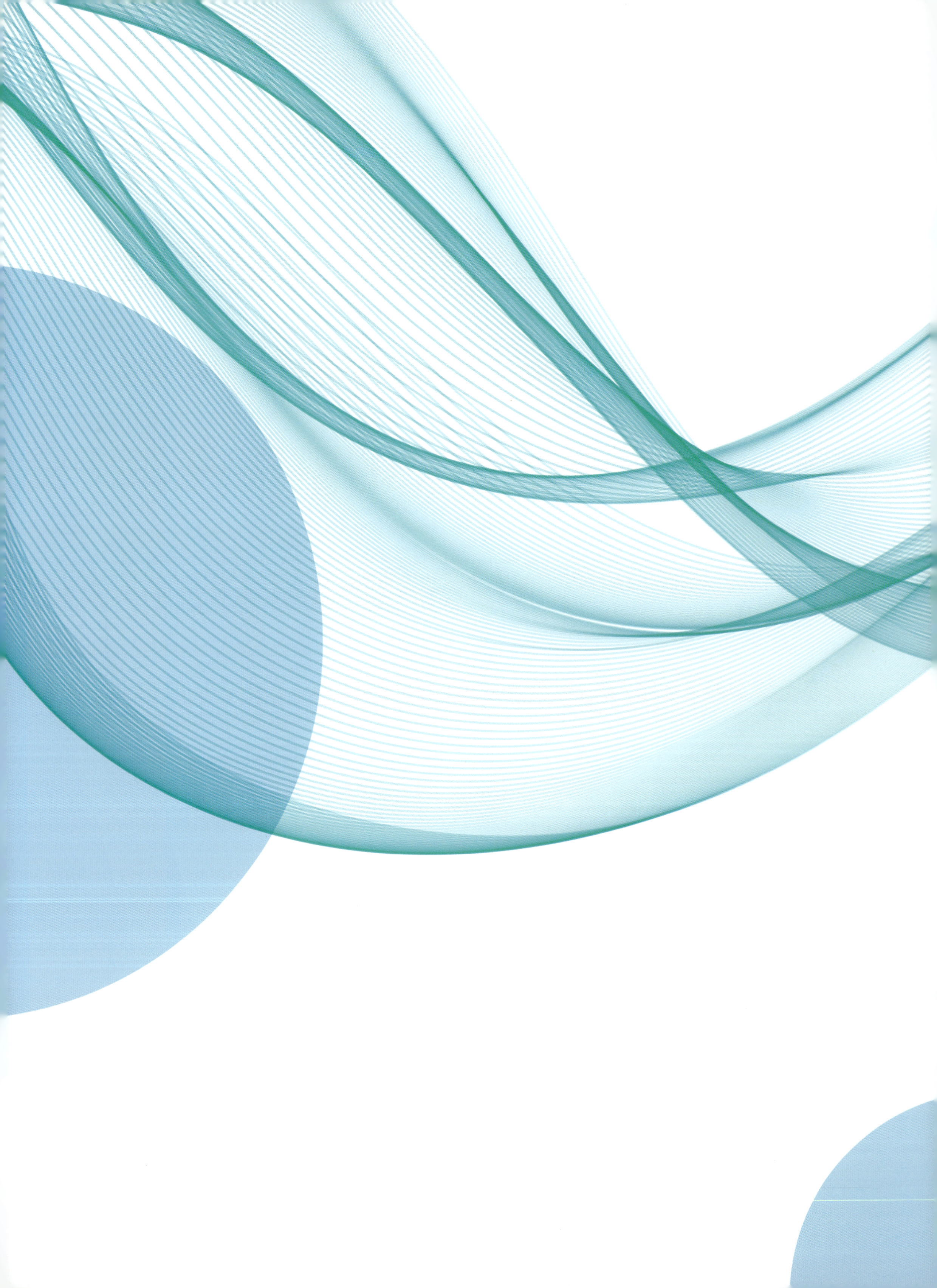

04

기울어지더라도 건강해진다면

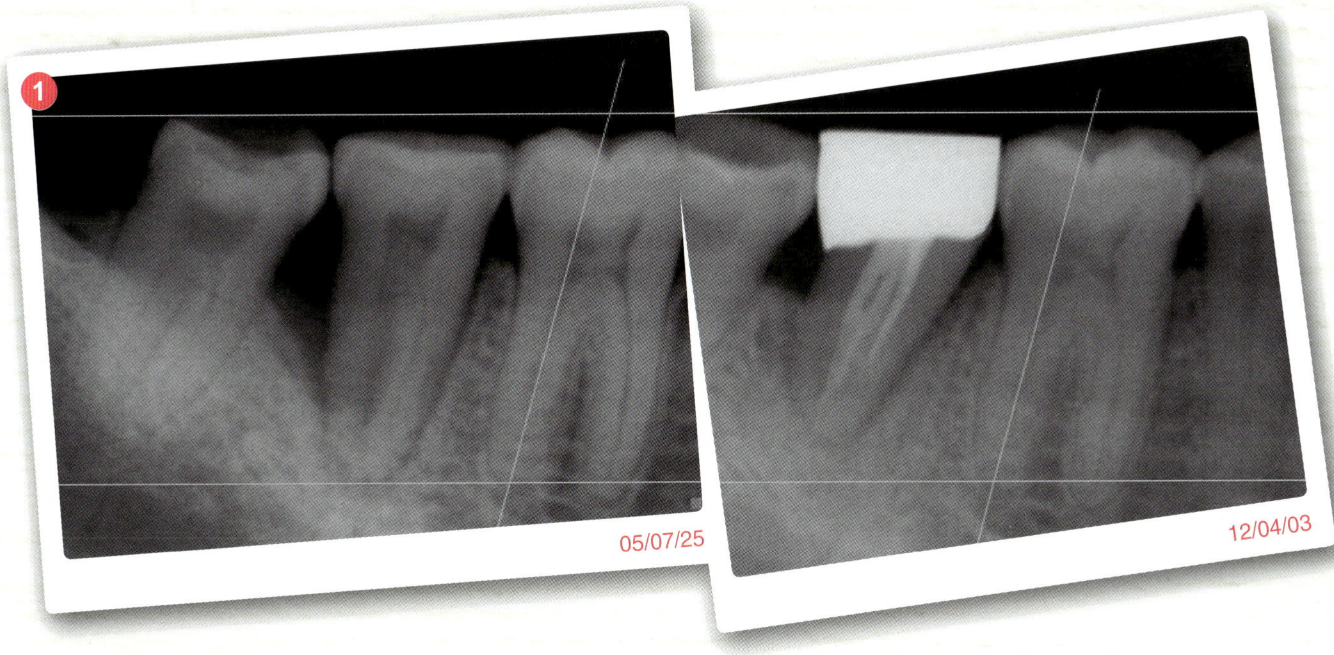

치아의 근/원/협/설 중 특정 부위만 치주가 안 좋은 경우,
정출은 그쪽을 중심으로 진행됩니다.
결국 기울어지겠죠.
기울어진다고 치주가 나빠지는 게 아니라,
기울어지더라도 치조골이 평탄해지는 것이
전체적인 치주건강에 더 유리합니다.

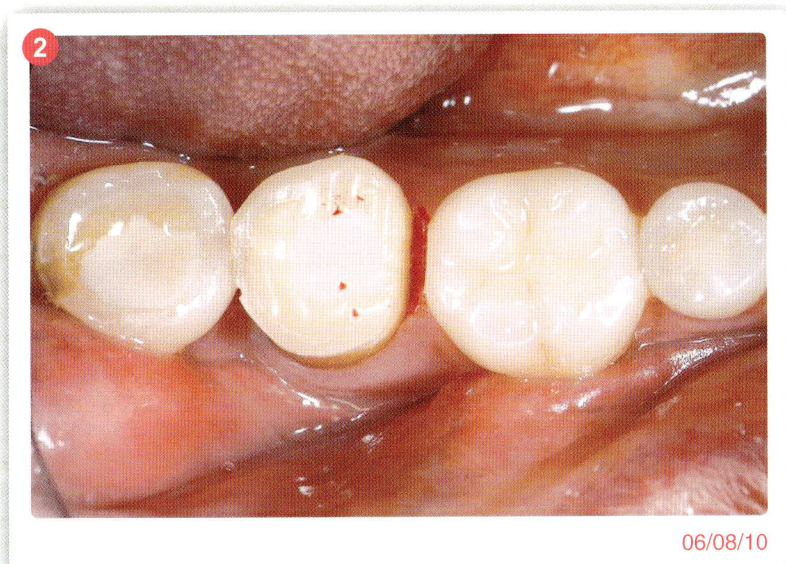

이런 경우 근심경사를 유도하기 위해 다이아몬드 포인트나 다음 페이지의 도구를 사용해 contact을 열어주는 경우가 많습니다.

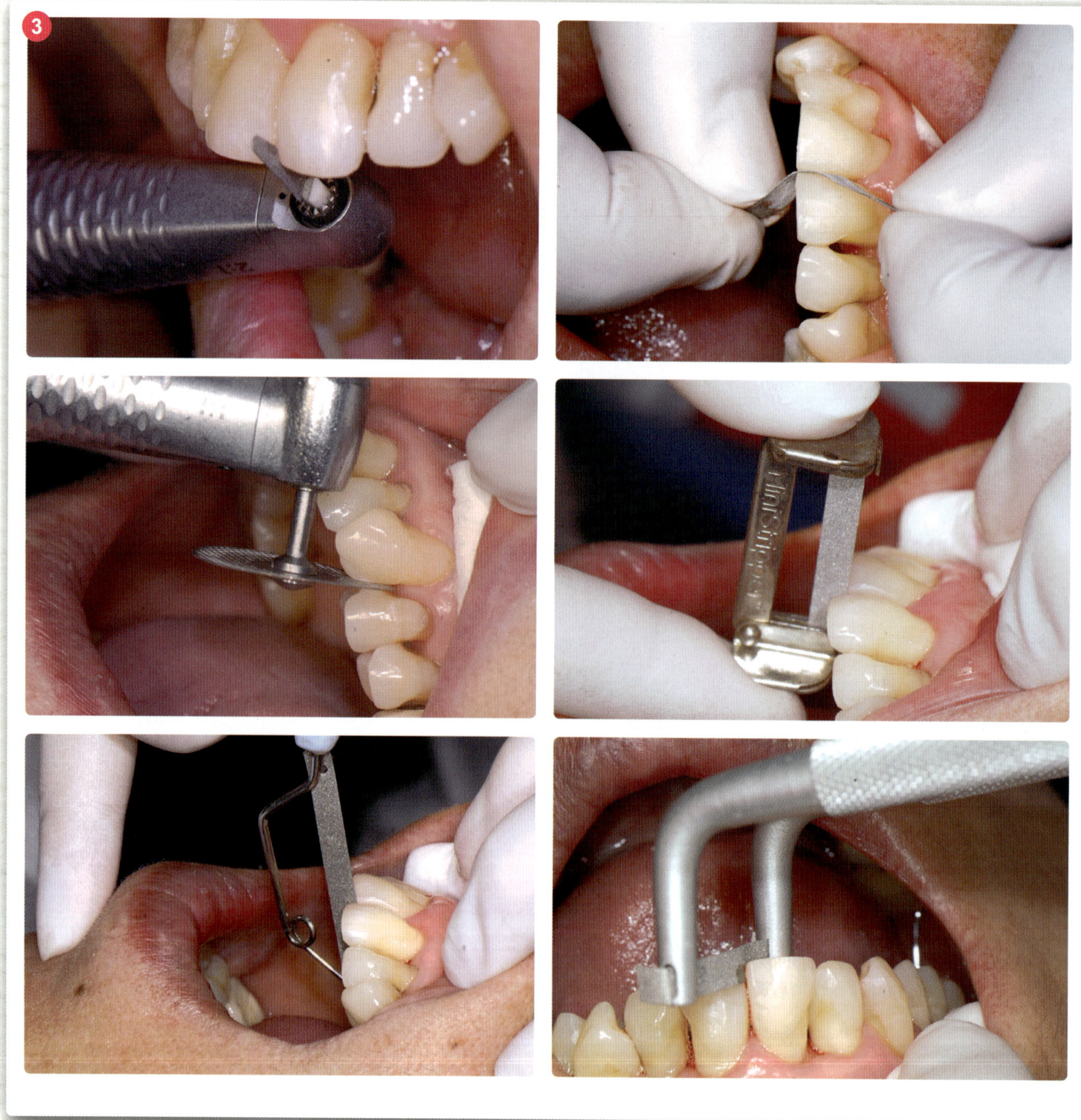

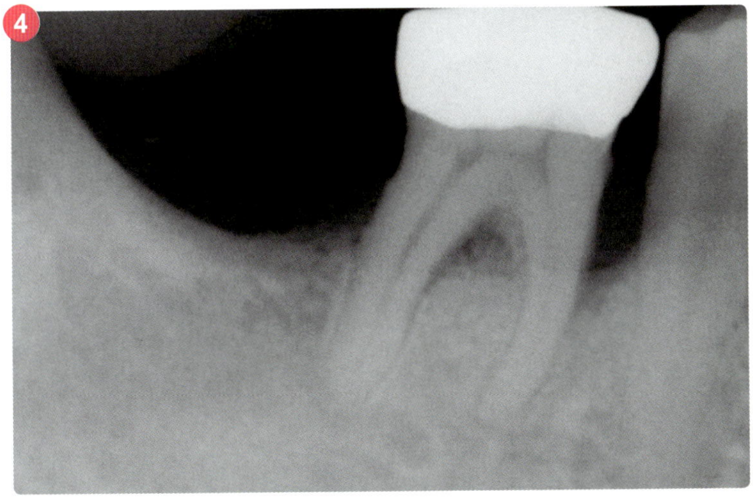

10/06/03

6번 근심에 bone loss가 있는 경우,

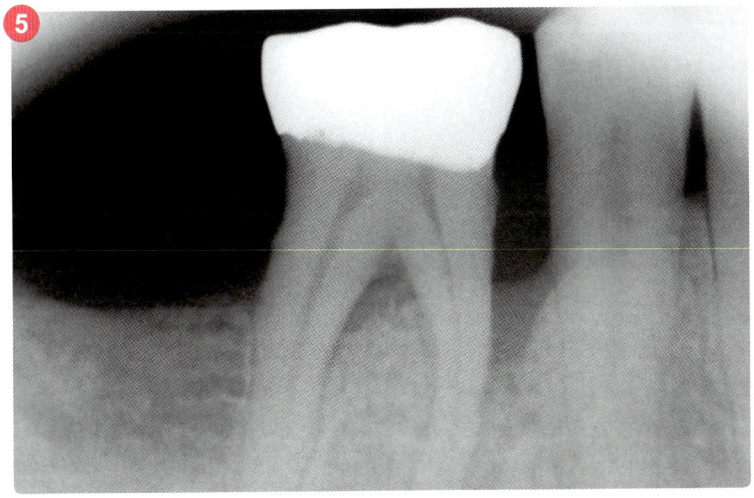

10/10/19

교합만 조금 띄워주면...

치아가 점점 더 뒤로 기울어지면서

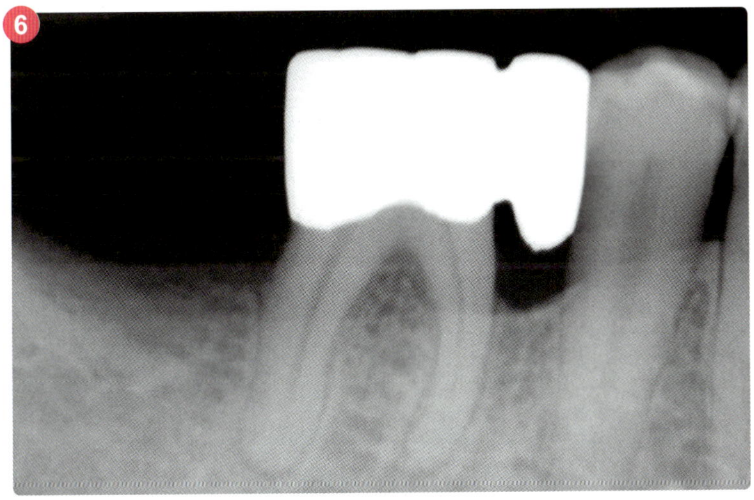

12/12/27

치조골은 평탄해집니다.

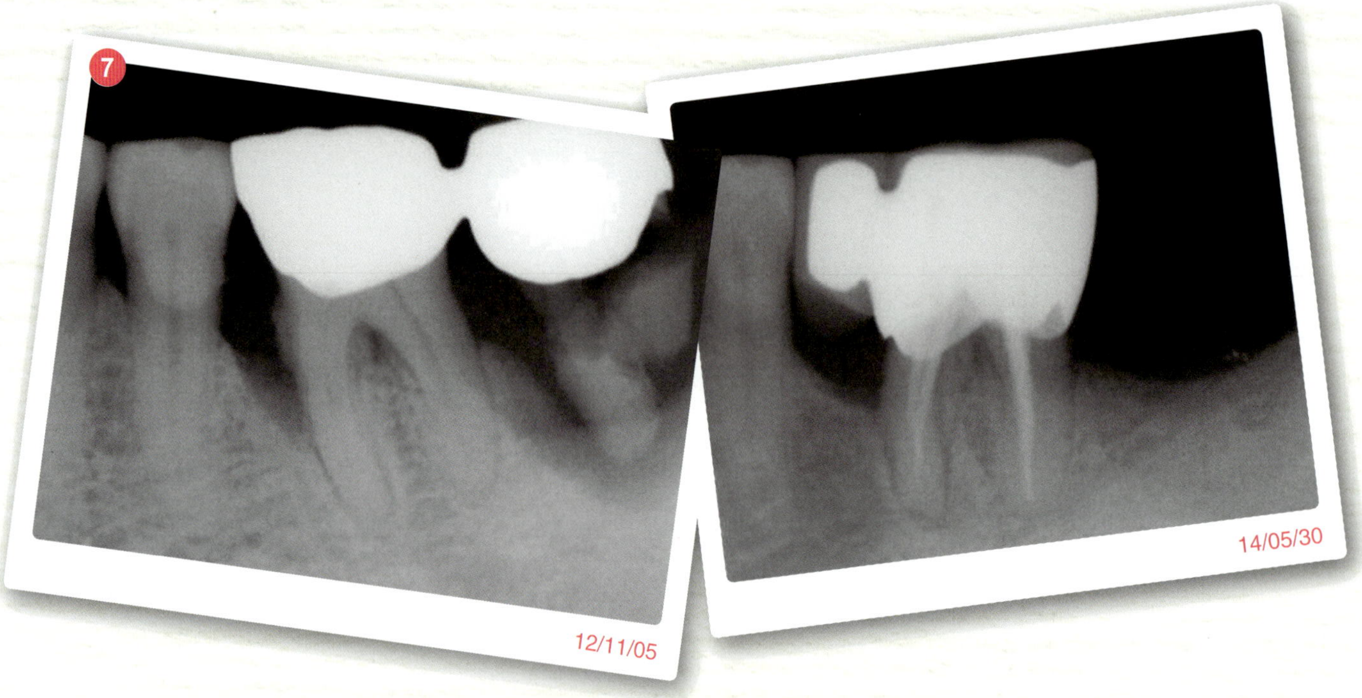

이러한 과정을 통해 생긴 근심 공간은
pontic으로 메우는 경우도 있습니다.

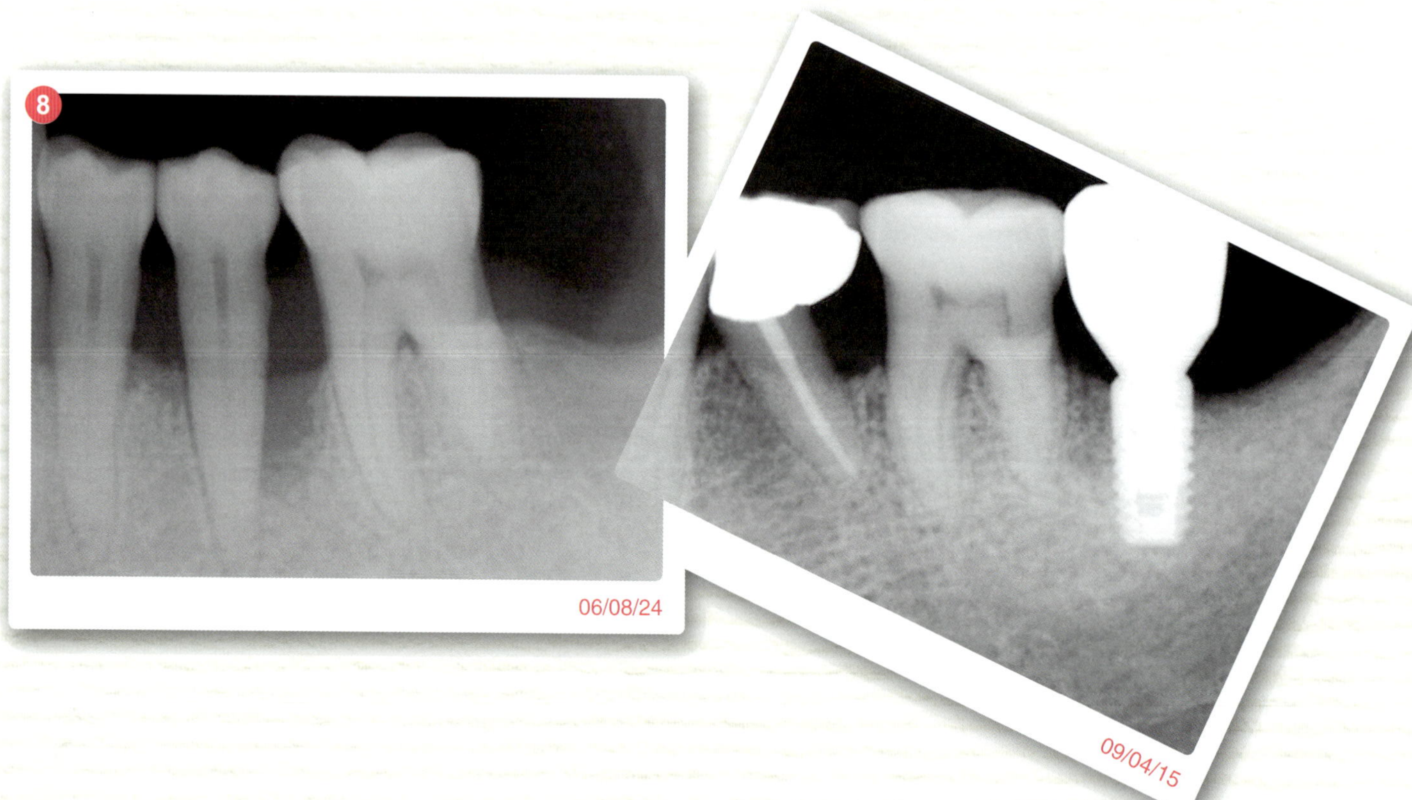

이 증례는 그 기울어짐이 아주 극단적으로 나타난 경우입니다.

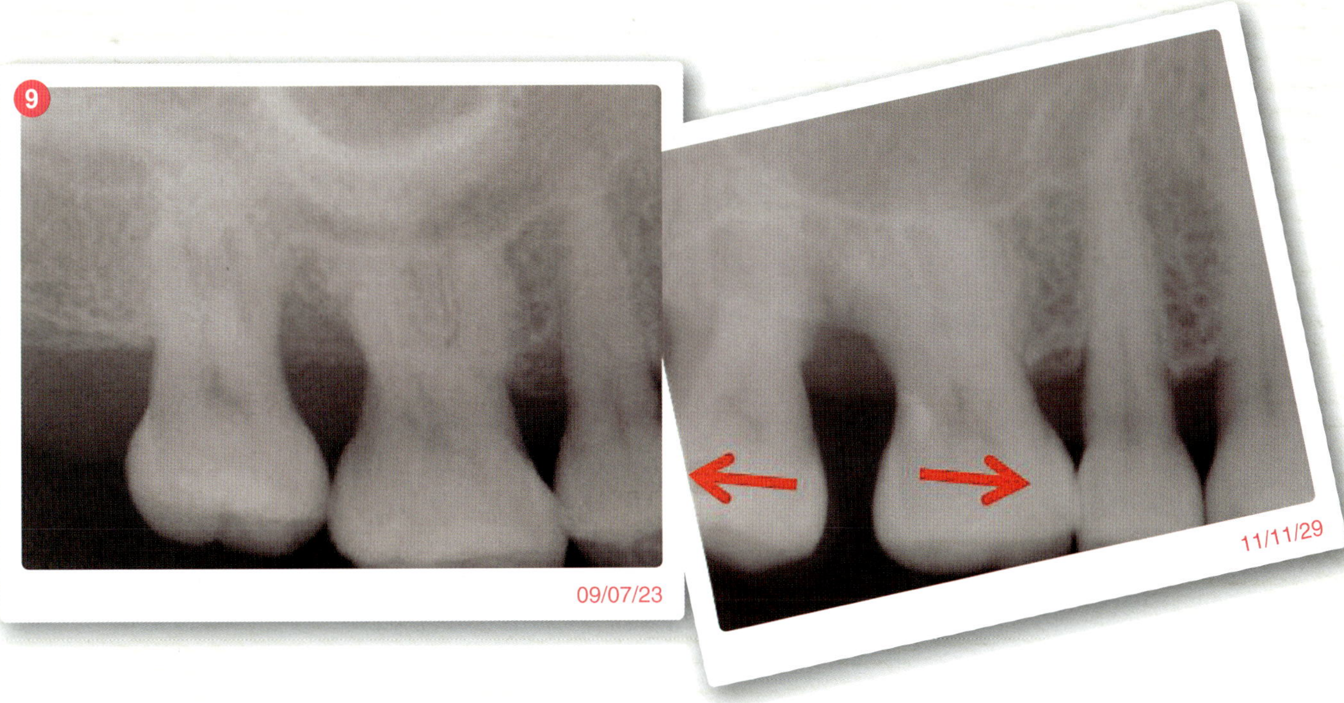

근원심 contact과 교합면에 여유가 있는 경우
이처럼 대구치 사이가 벌어지는 것도
bone leveling으로 설명하기도 합니다.

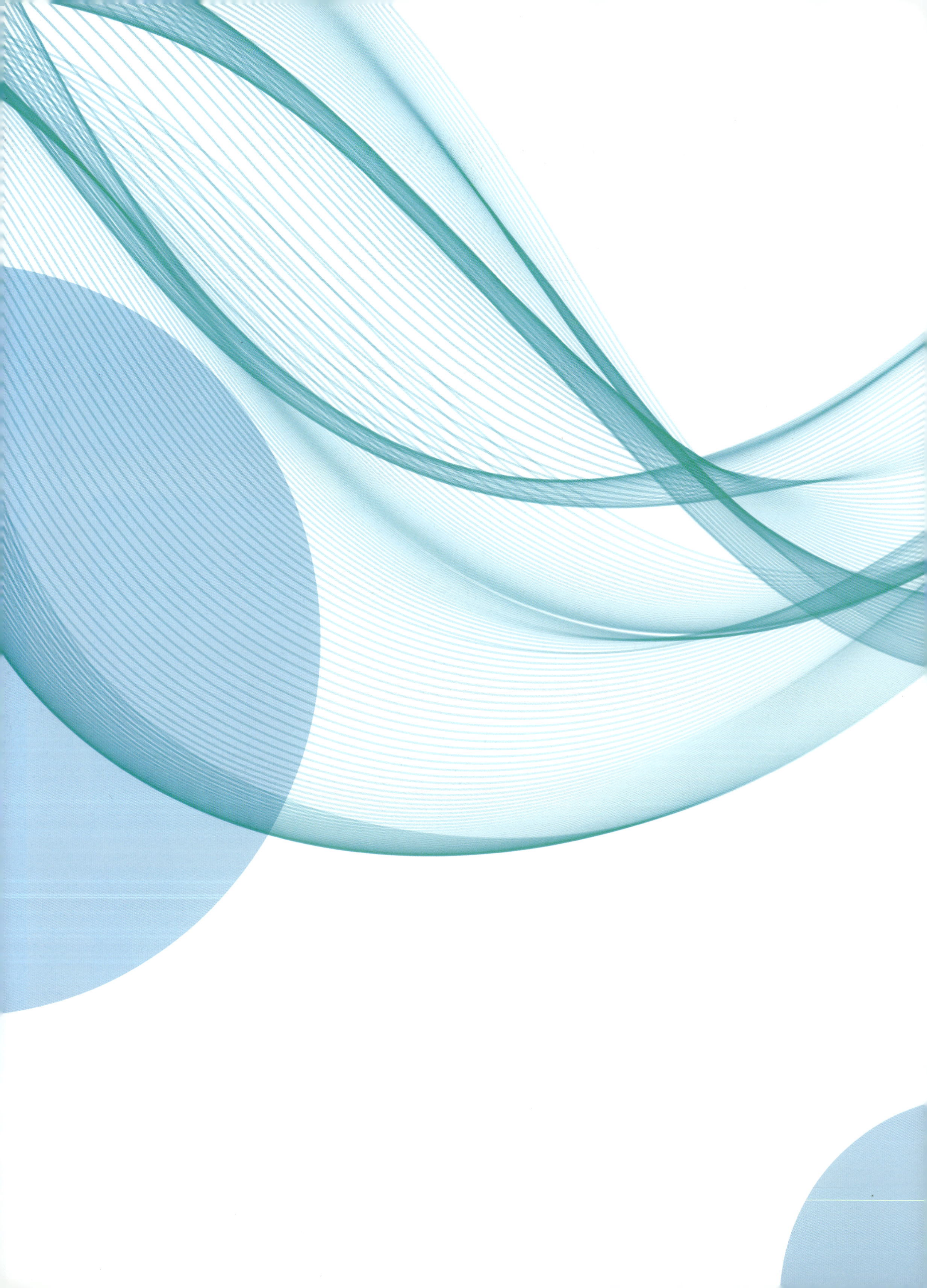

05

발치 결정을 서두르지 말자

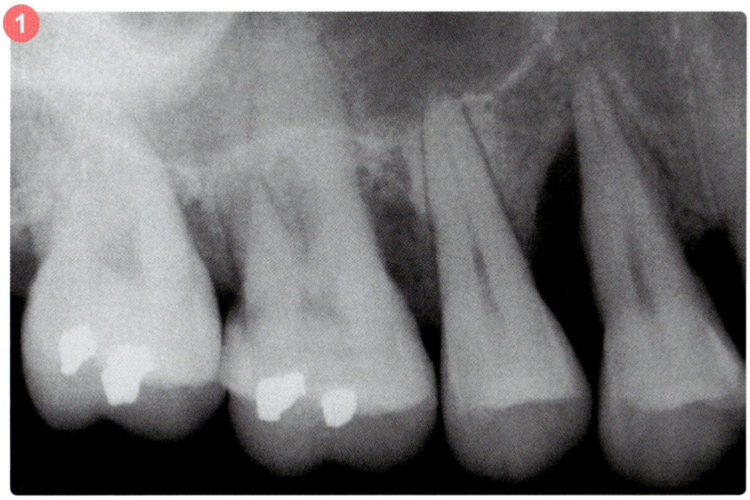

08/05/13

6/4번의 심한 bone loss

치아의 발치 여부는 여러 가지 여건에 따르겠지만,

환자가 발치를 미루길 원한다면 우선 교합조정을 해봅니다.

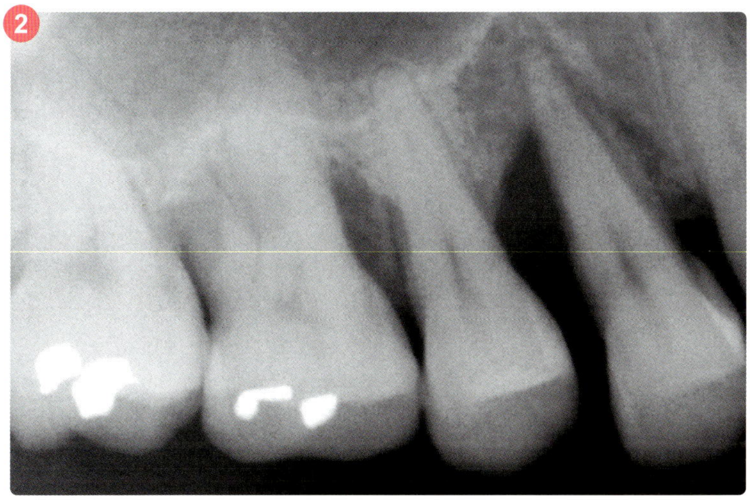

08/08/11

교합조정의 원칙과 요령이 있다면
– 각 치아가 감당할 수 있는 힘을 허용하는 것입니다.

치주 support가 매우 약한 4/6번은 과감하게 조정합니다.

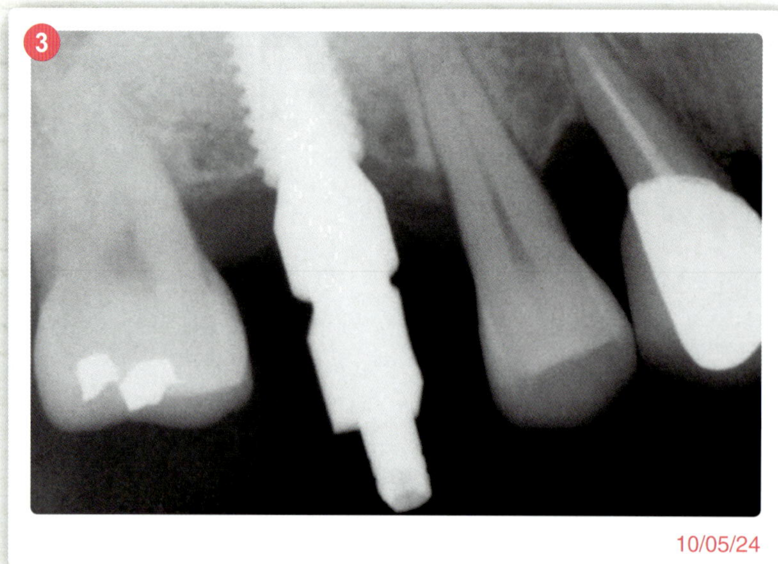

4번은 잇몸이 좋아져서 크라운 수복,
6번은 발치했지만...
정출 과정에서 치조골이 재생되어 임플란트

치주가 좋아지면 크라운 해서 좋고~
설사 그렇지 못하더라도
별도의 골이식 가능성을 줄이면서
임플란트 할 수 있어서 좋고~

Bone leveling은
– 시간이 오래 걸리는 단점 대신
– atraumatic 하면서도 치조골 재생에 효과적인 술식이 될 수 있습니다.

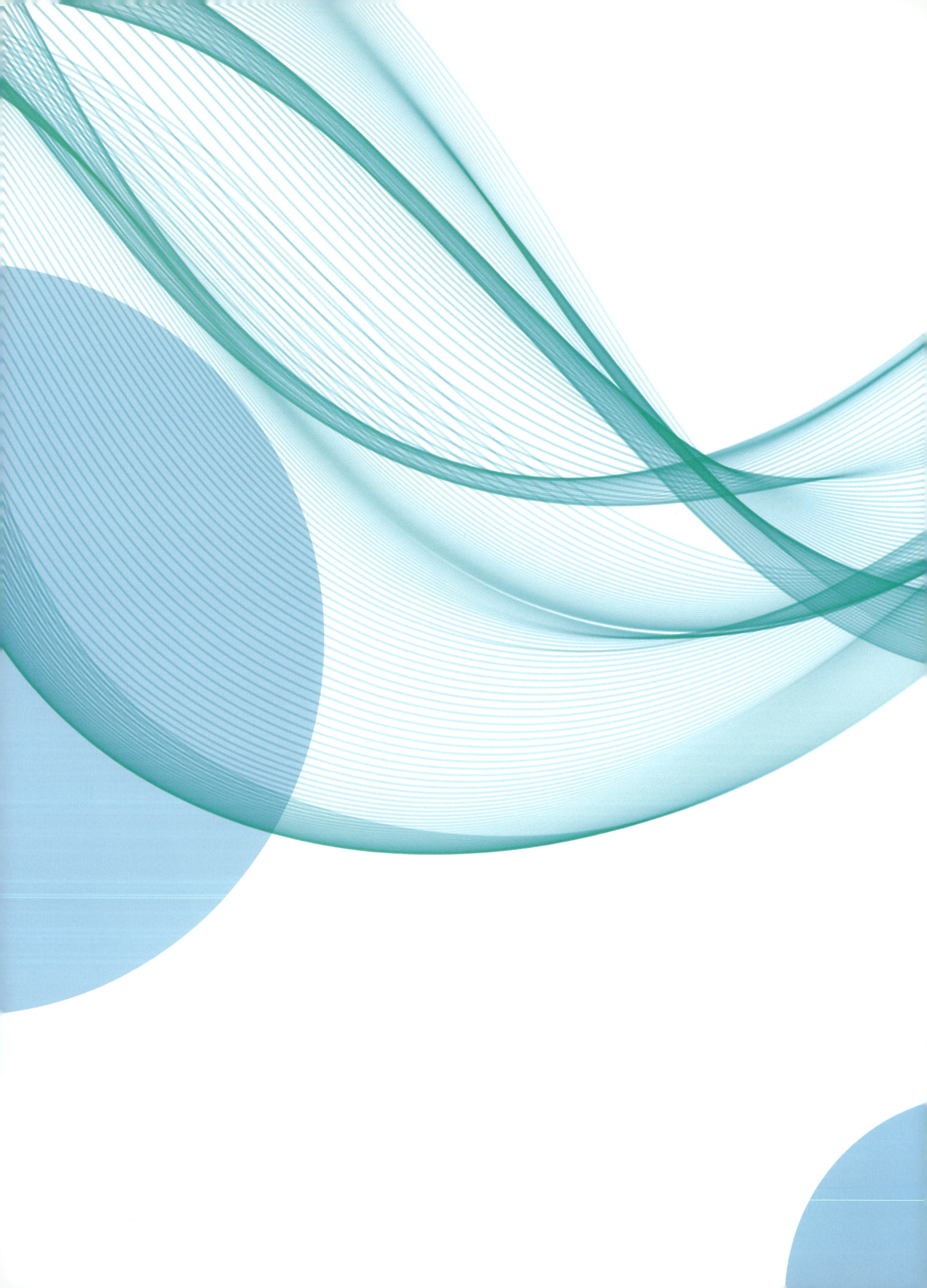

06

골재생과 임플란트

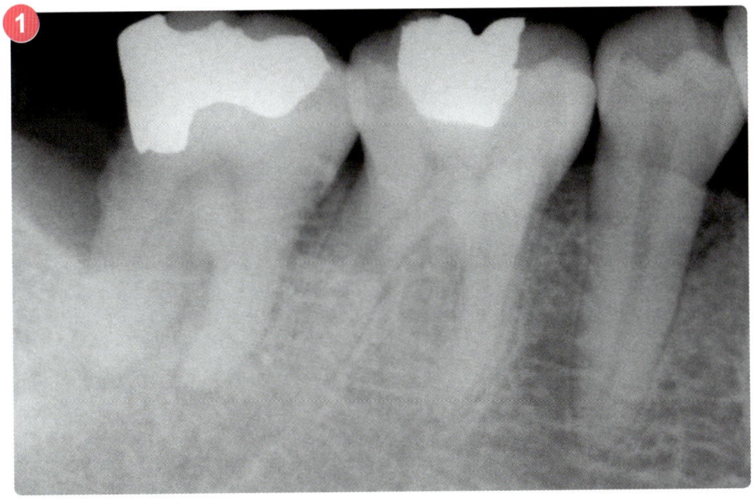

04/10/01

심한 치조골 흡수

치석을 다 제거해도 포켓은 깊을 거 같습니다.

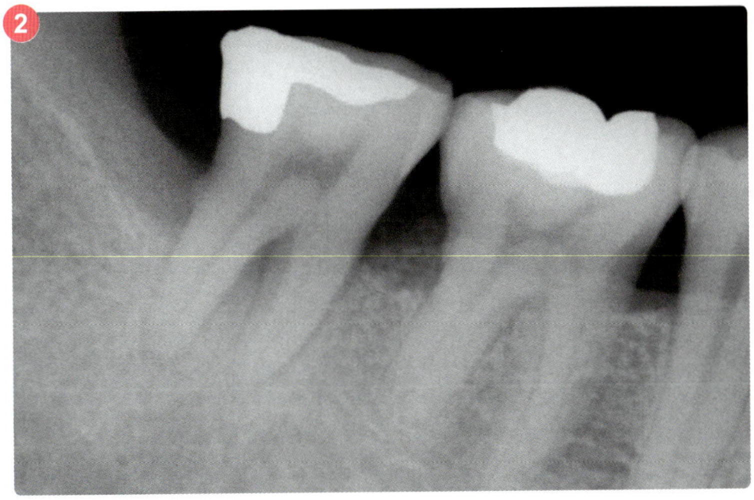

04/11/25

일단은 SRP + 교합조정

교합면이 편평해진 상태

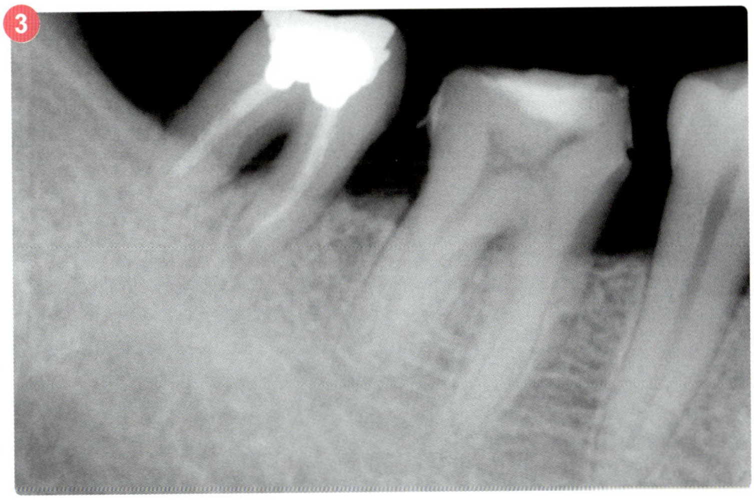

08/04/28

지속적인 SRP + 필요하다면 엔도까지 하면서

줄기차게 교합조정

치아를 유지하면서도...

상당 수준의 vertical bone augmentation

저절로 완성

4

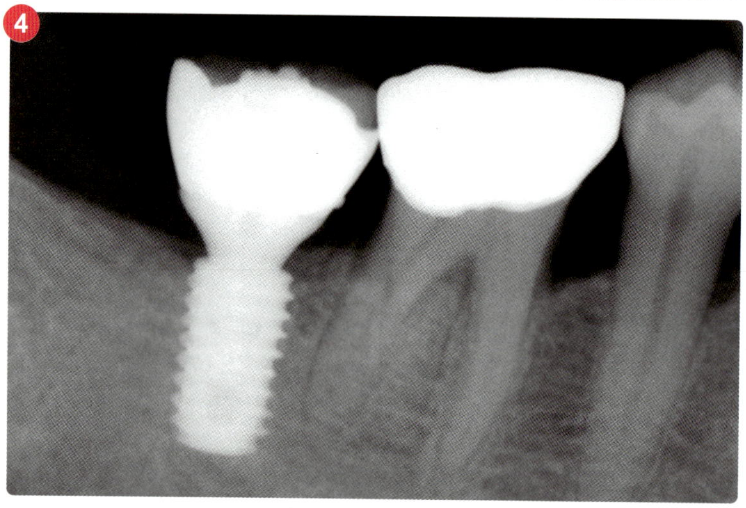

14/05/14

교합조정을 해주었을 뿐인데,

- 정출되면서 치주낭은 얕아지고
- 거기에 상당량의 잇몸뼈가 덤으로 생겨나는 임플란트도 심플하게 식립 완료

5

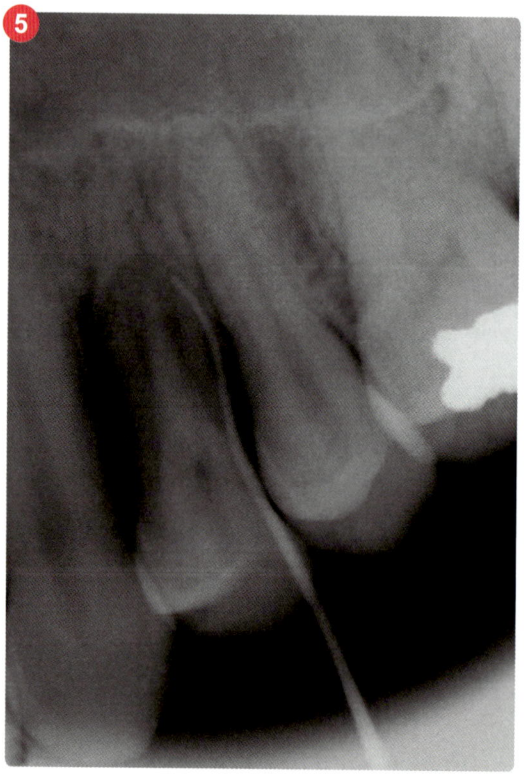

07/06/05

이번에는 다른 증례

4번의 심한 치조골 흡수

probing 검사는 필수

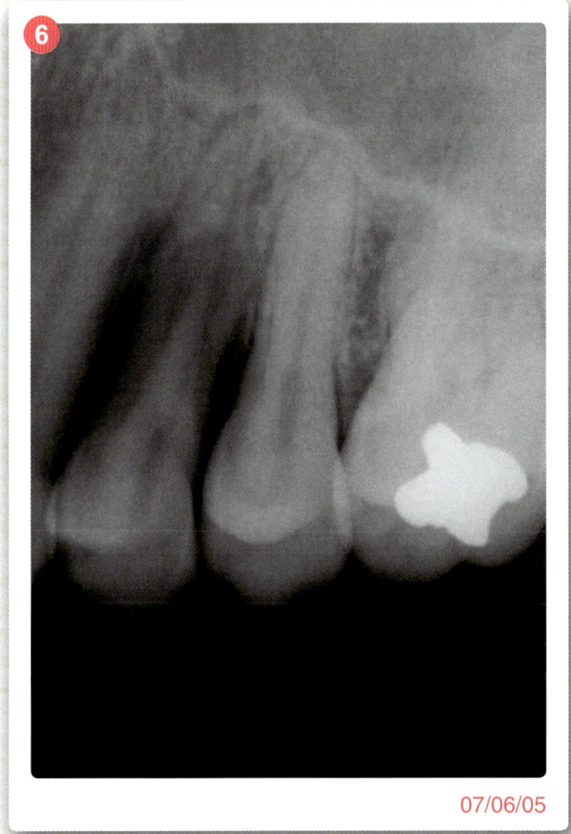

07/06/05

일단은 교합조정
적절한 주기로 지속적인 추가조정(내원 주기는 환자별로 다양)

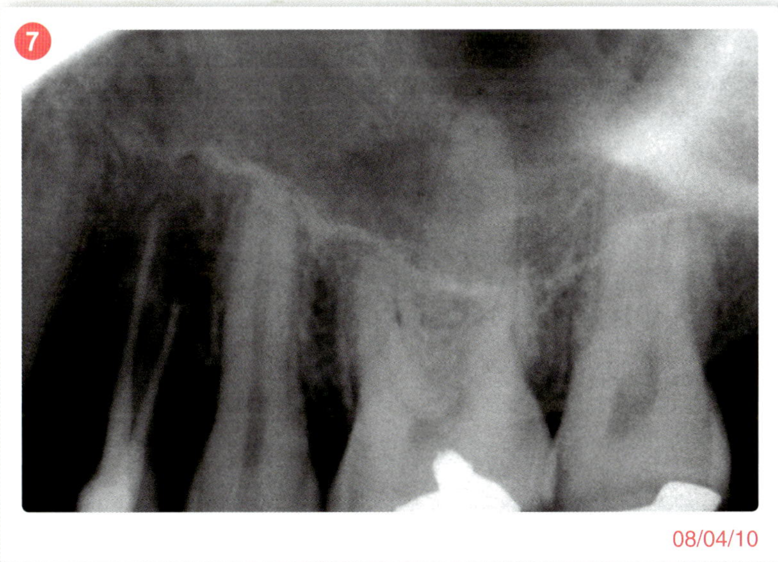

08/04/10

10개월 후
엔도 진행

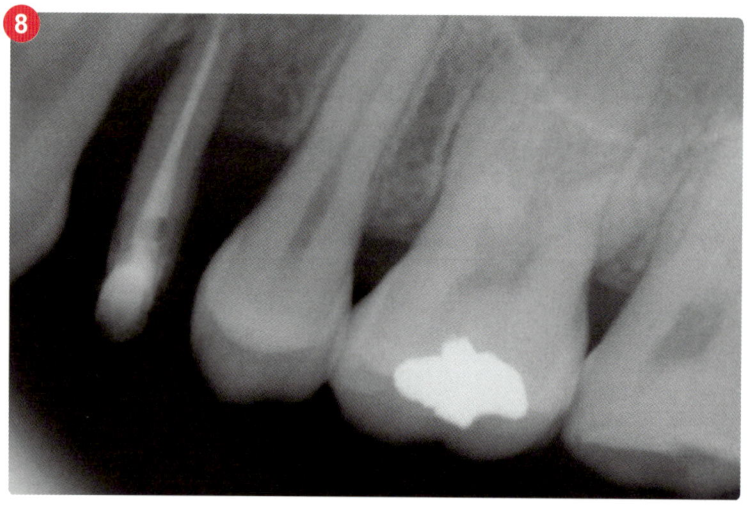

09/12/29

20개월 후

상당량의 치조골 재생

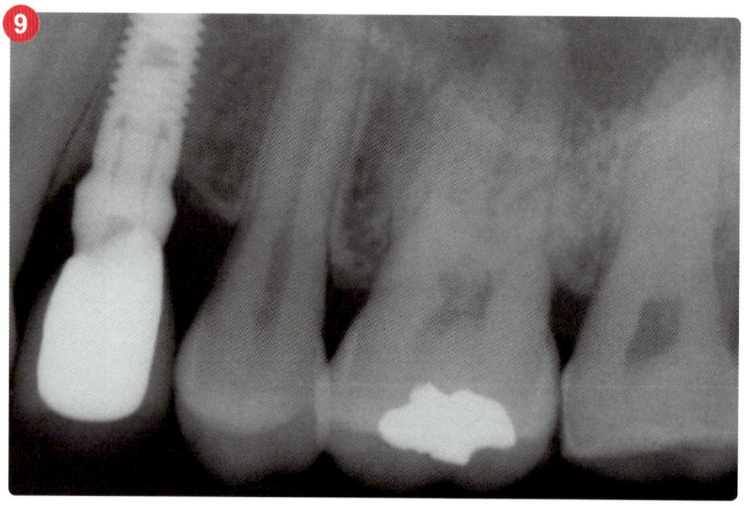

10/11/06

임플란트 식립은 타 의원에서.

심한 골소실 상태에서

- 발치와 함께 골이식을 할 지
- (bone leveling을 통한 골재생 후 임플란트를 식립할 지

그건 여러 가지 factor를 고려해 술자가 최종 결정할 일입니다.

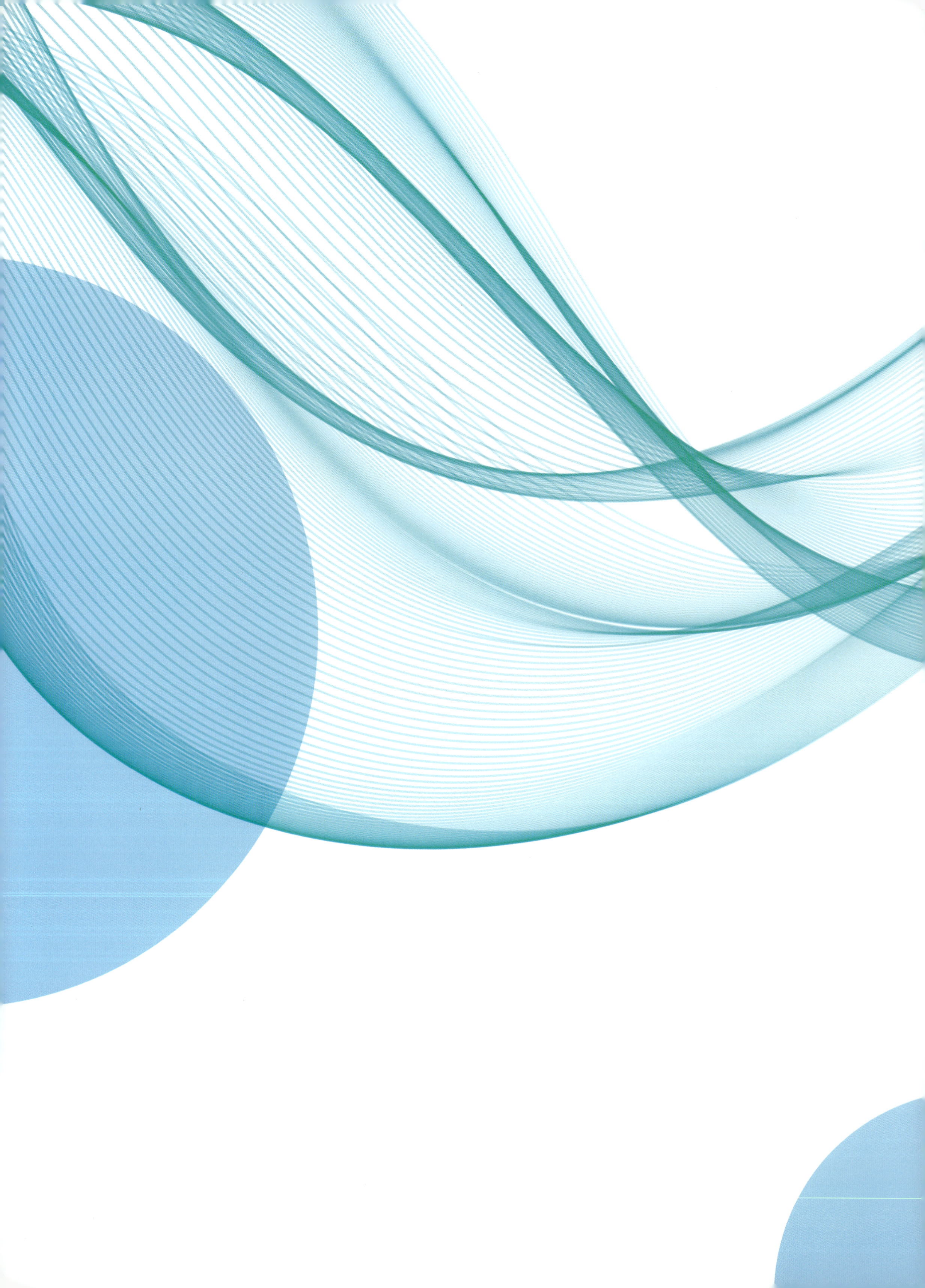

07

중요한 건 PDL이야

Bone leveling의 높이를 결정하는 것은

치아에 붙어있는 '건강한 PDL'입니다.

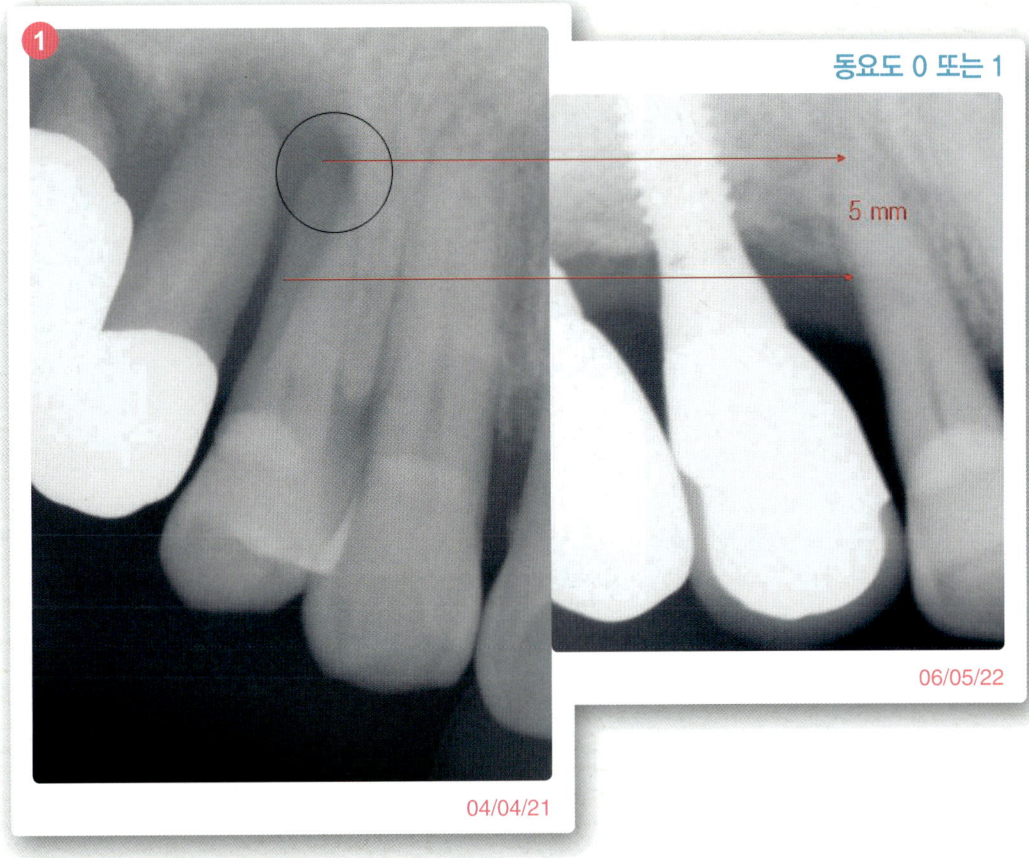

– PDL이 건강하다면

– 그리고 이렇게 옆 치아를 발치해서 bone loss의 원인이 사라진다면,

그 PDL 높이에 준해서 뼈가 재생됩니다.

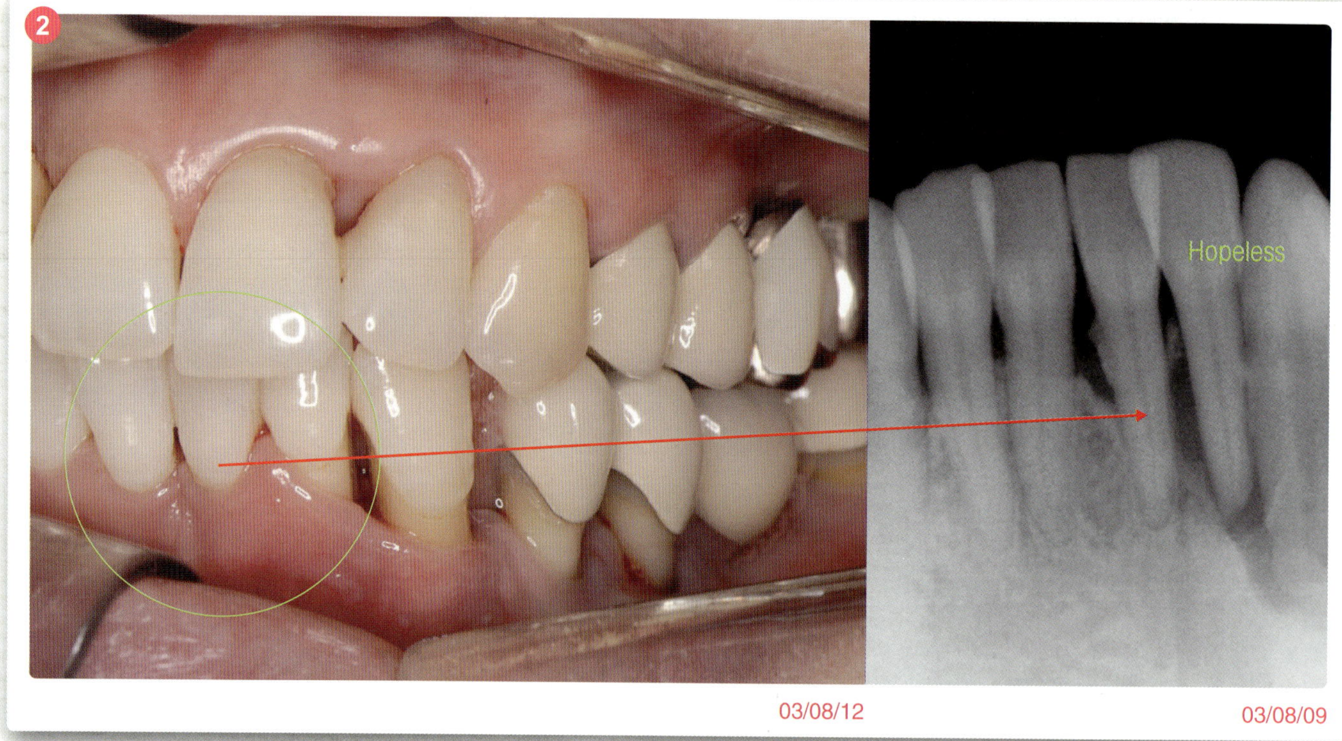

또 다른 증례

하악 1/2/3번을 다 빼기보다는

hopeless 2/3번만 빼고, 1번은 기다려 보기로...

3

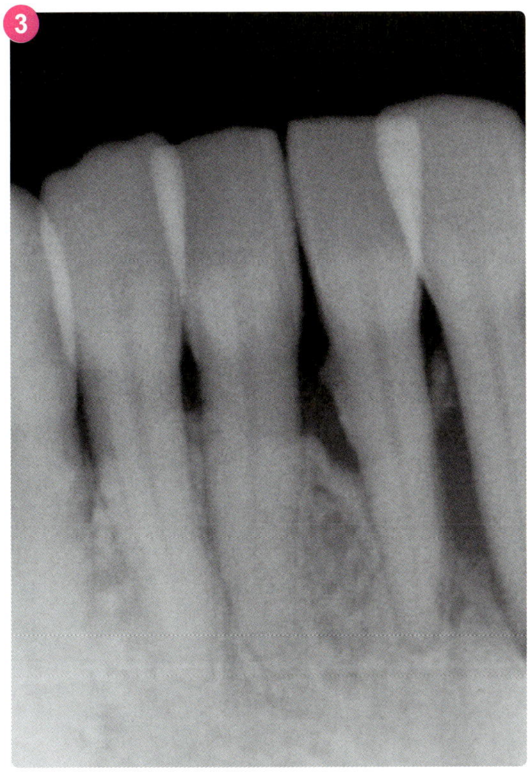

03/08/09

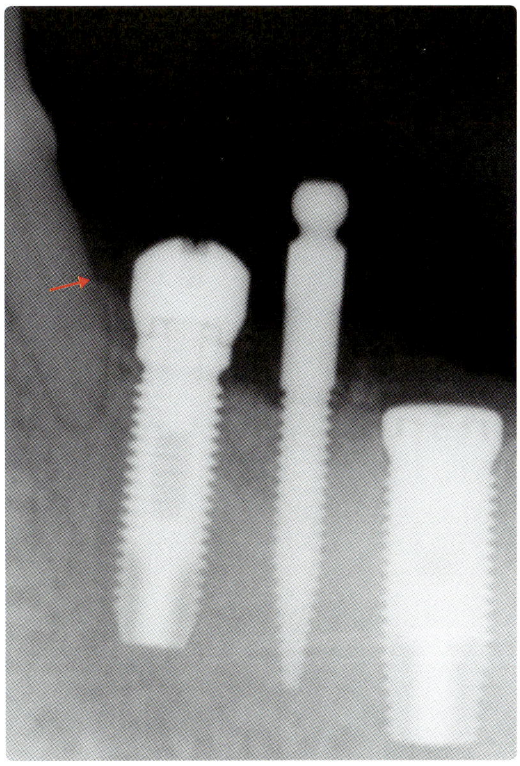

03/11/27

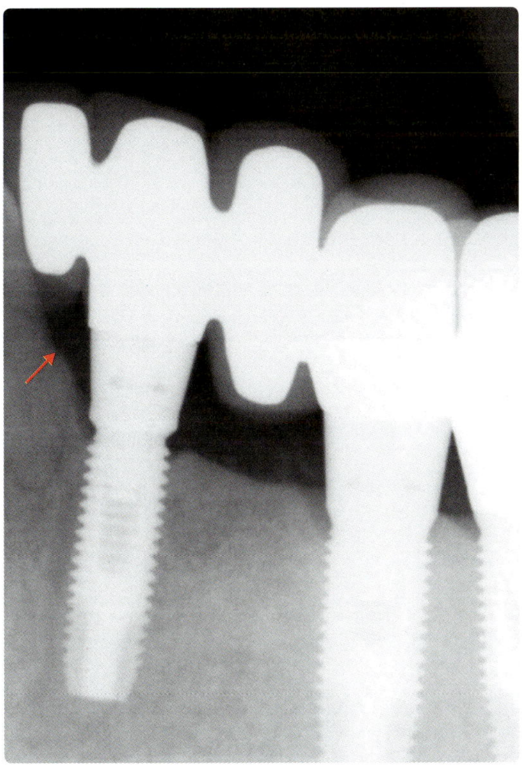

05/09/27

약 2년 후

1번 원심의 치조골은 오히려 증가한 상태

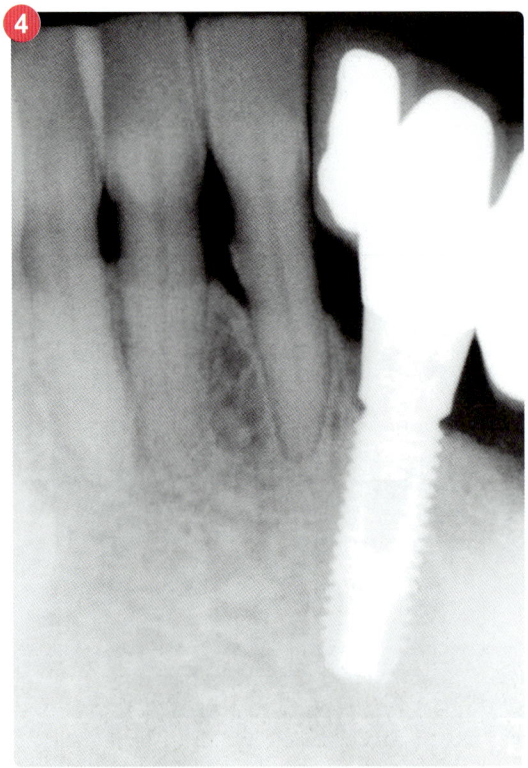

12/11/20

9년 후

bone level은 여전히 유지되고 있습니다.

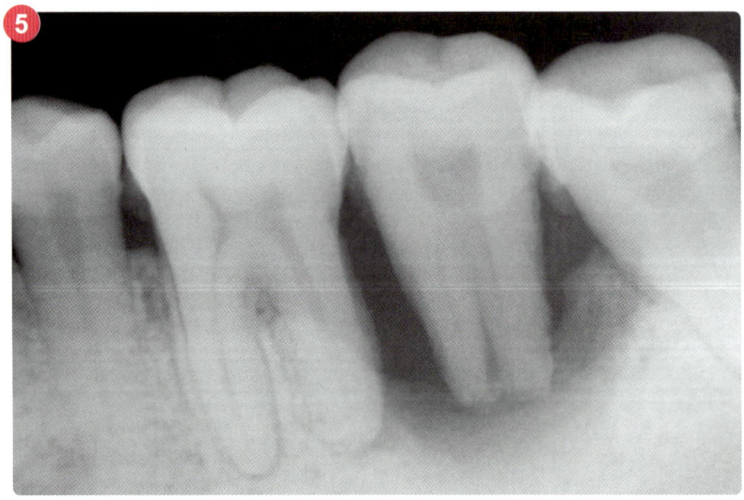

04/09/17

7번 hopeless 발치

6번 원심 PDL이 건강한지

어떻게 알 수 있을까?

단번에 알기는 어렵고...

일단 기다려 봅니다.

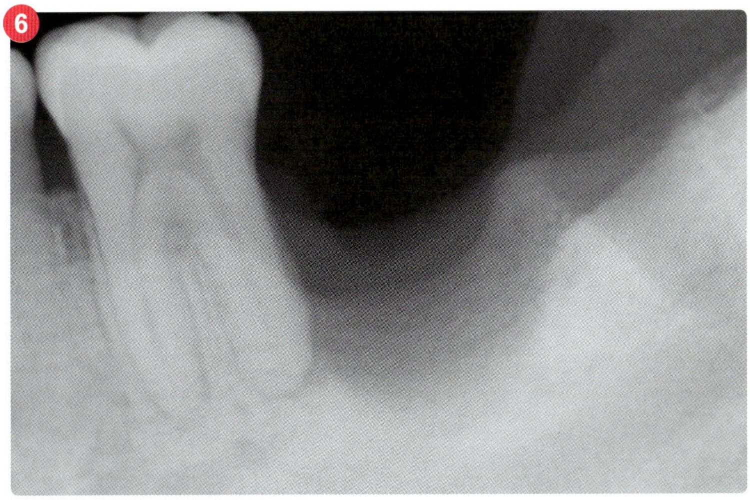
05/04/01

7개월이 지나도 골재생은
그리 만족스럽지 않습니다.
그렇다면 어떻게 할까

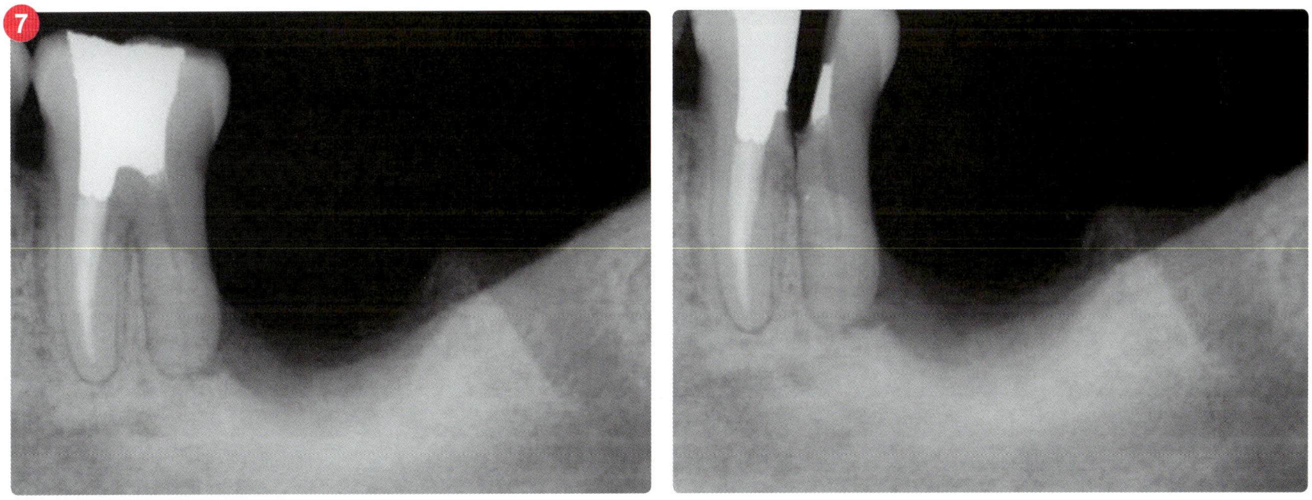
05/06/03

6번을 발치하고 6 * 7번 임플란트도 물론 가능하겠지만
자연치를 최대한 살리고 싶은 환자의 입장을 충분히 고려해서
6번 근심치근을 남겨 크라운 + 나머지 임플란트 2개로 수복하기로 합니다.

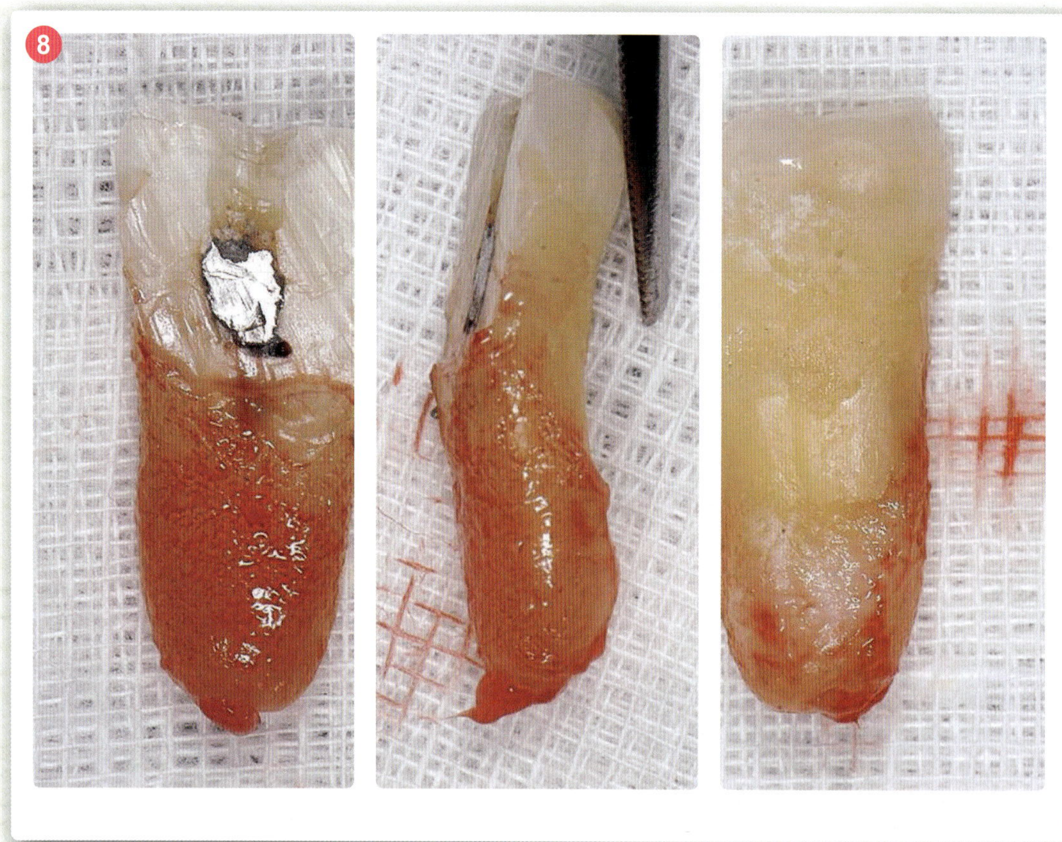

치조골 재생의 핵심 : PDL

역시나 6번 원심은 PDL이 적습니다.

PDL 높이가 낮으니까... 골재생이 안 되었겠죠.

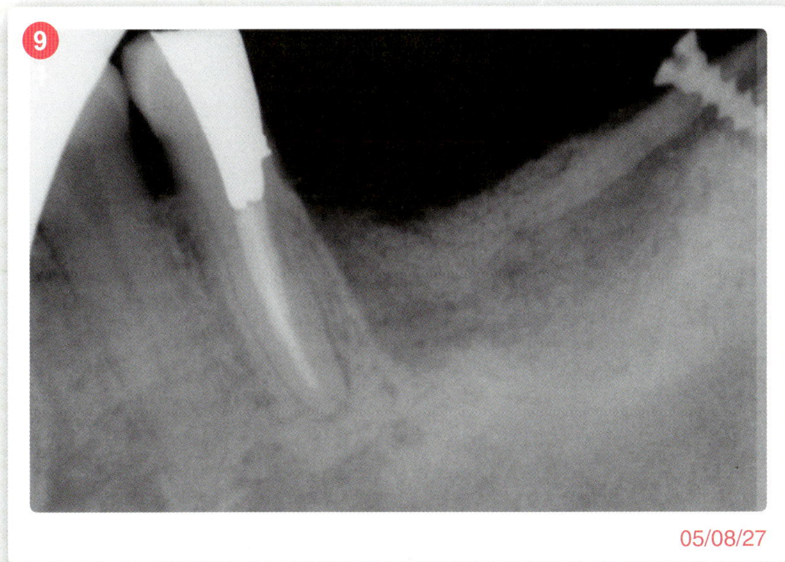

05/08/27

Distal root 발치 후 골이식을 시행합니다. 치조골 재생을 방해하던 distal root(원심의 낮은 PDL 높이)가 사라졌기 때문에 골재생에 유리해 보입니다.

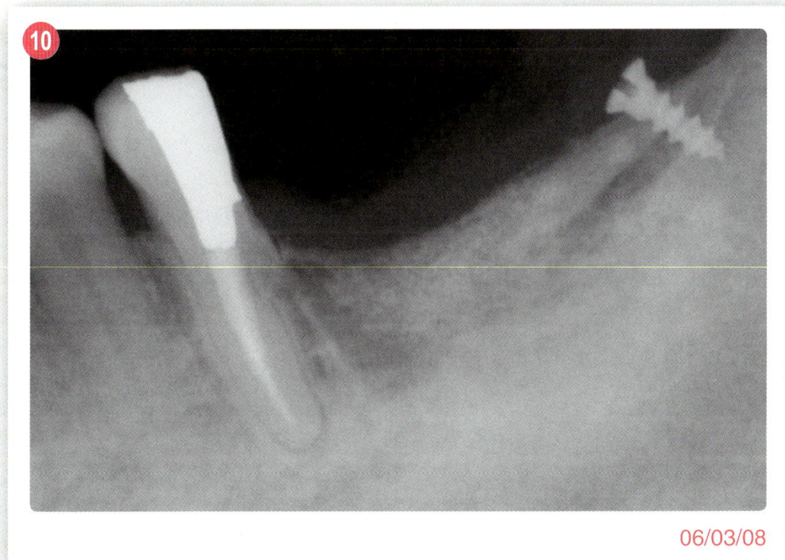

06/03/08

7개월 후 상태

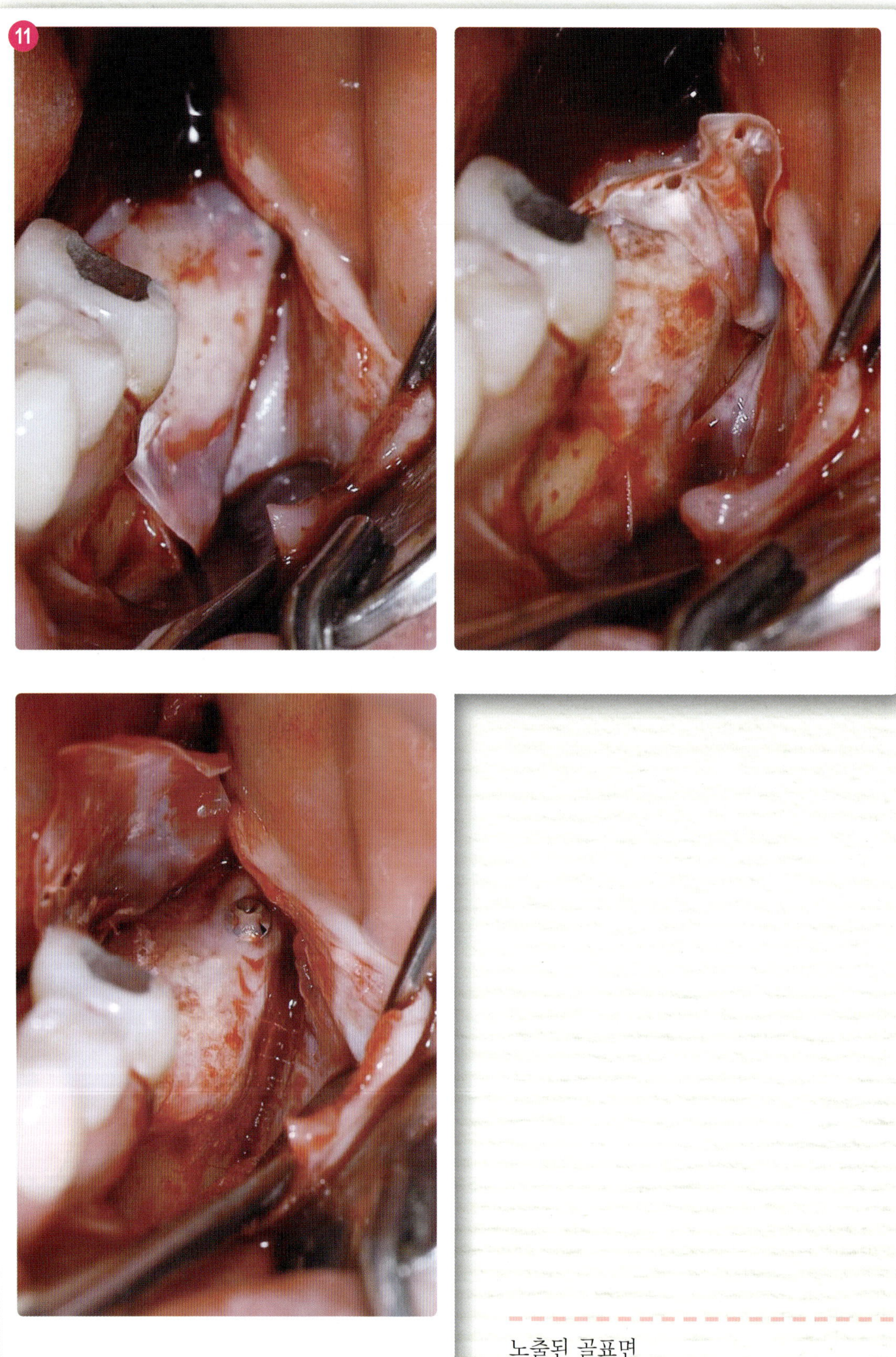

노출된 골표면

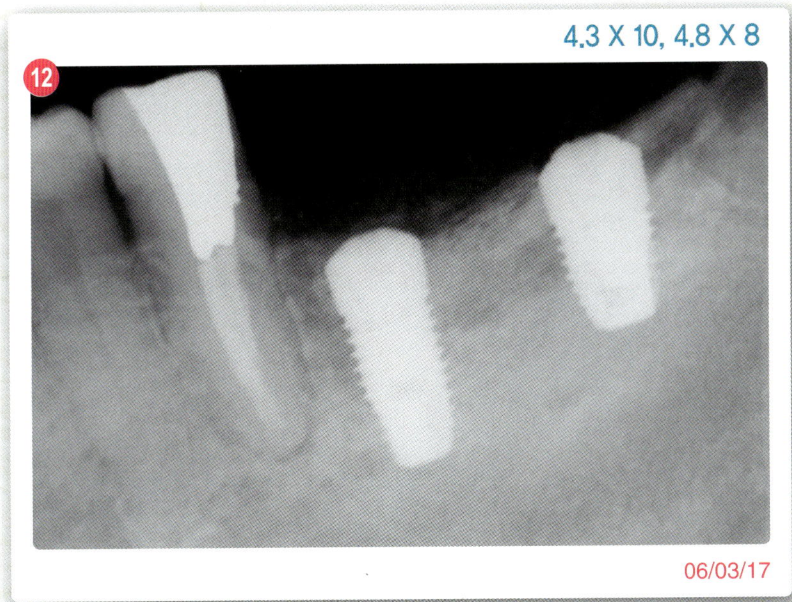

식립 직후 상태

(Implantium 4.3×10 / 4.8×8)

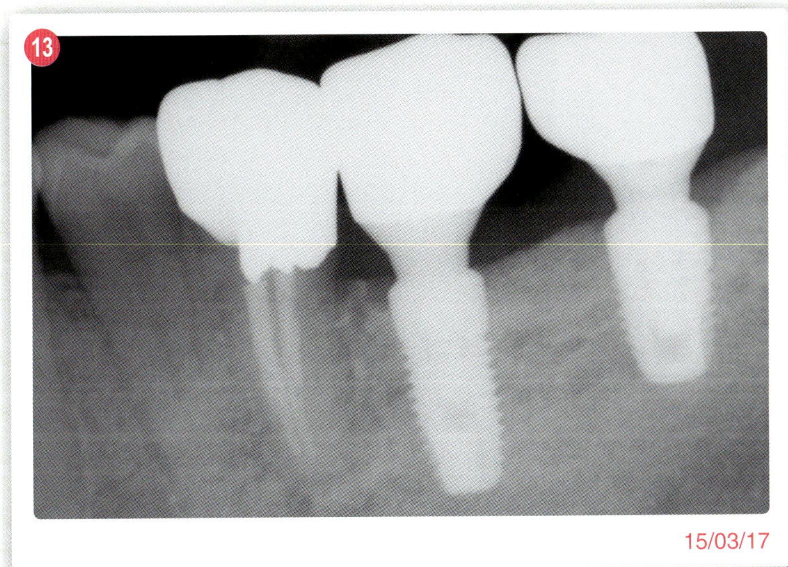

9년 FU 사진입니다.

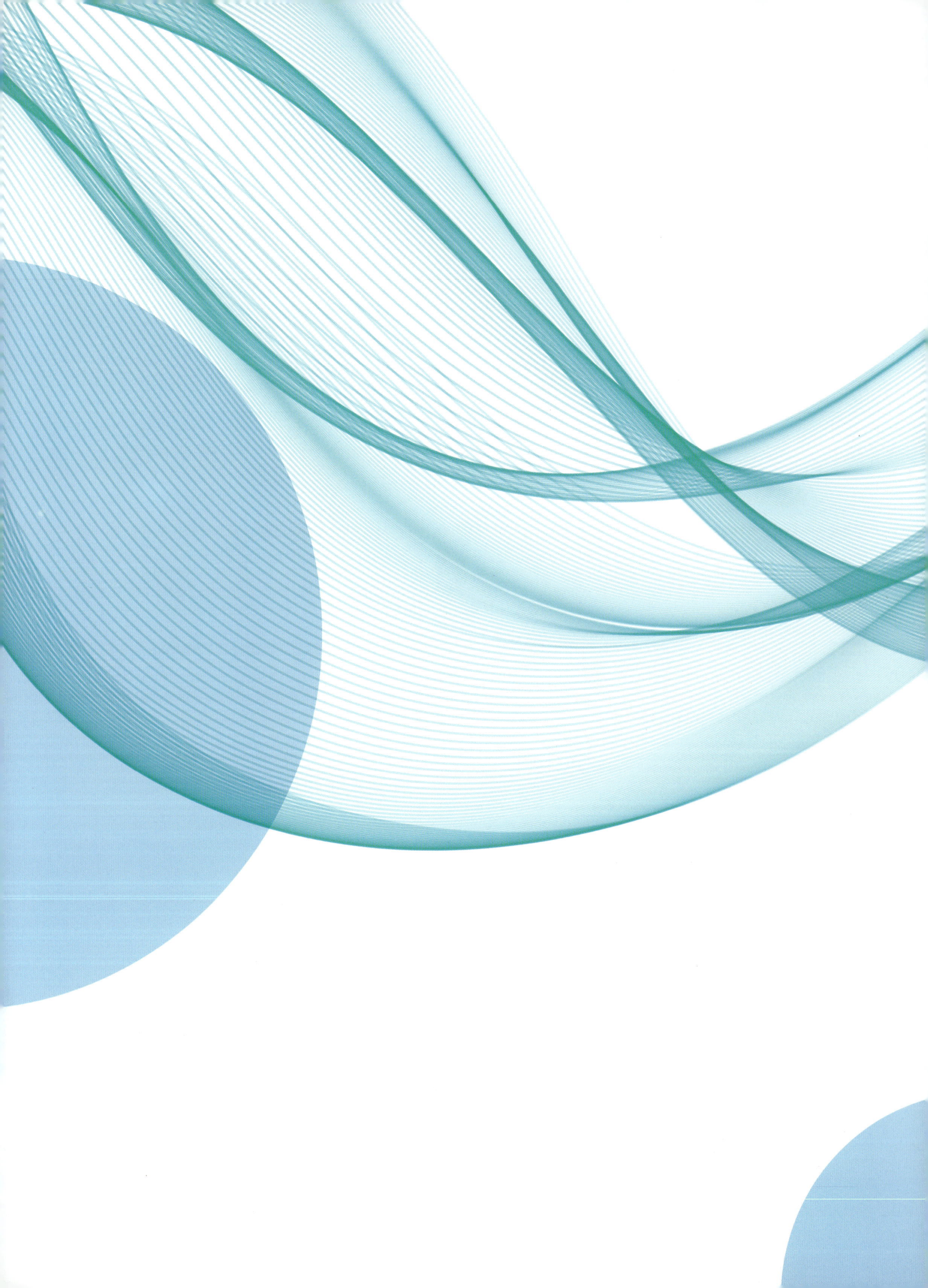

08

스플린트와 브릿지의 한계

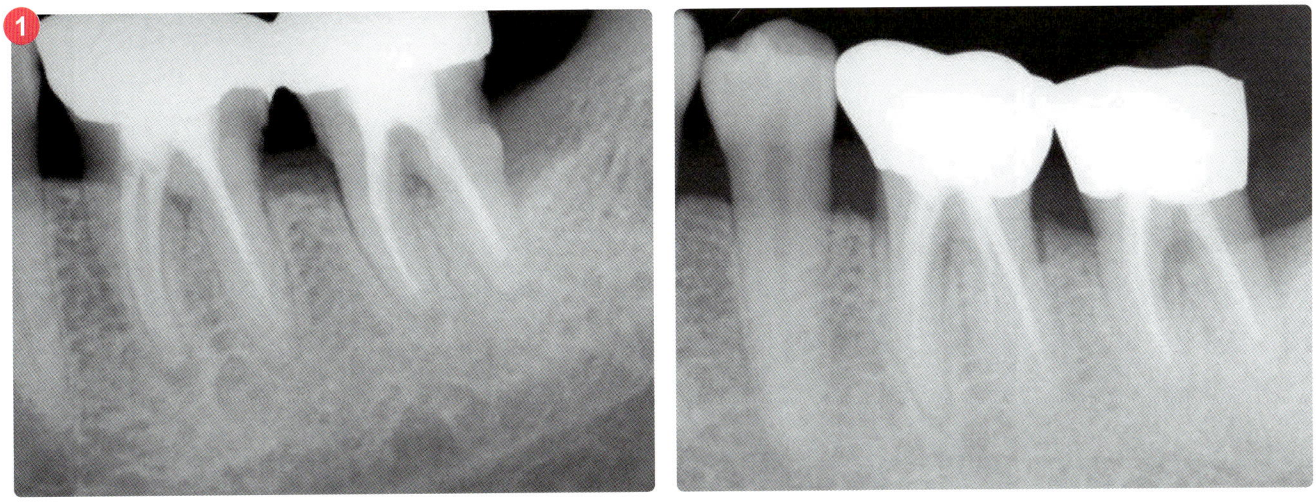

04/10/01 06/08/10

단근치 소구치보다 다근치 대구치의 정출이 어렵듯이
치아끼리 스플린트나 브릿지를 한다면
정출은 매우 어렵게 됩니다.
즉, 정출을 통한 치주낭 감소의 가능성은 낮은 거죠.

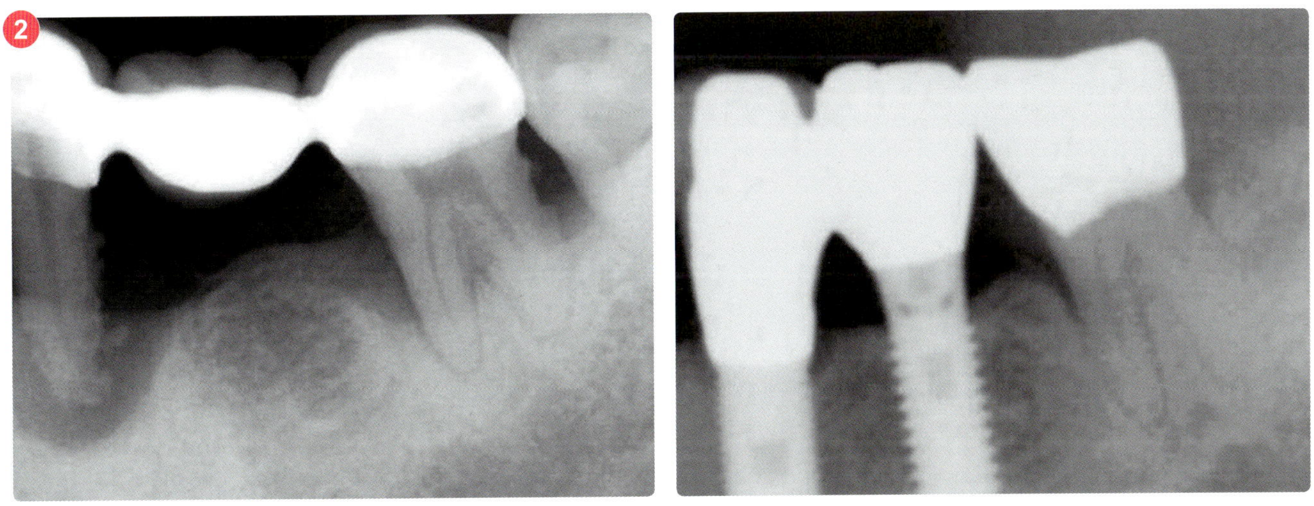

03/08/09 06/03/28

이처럼 골소실이 심한 치아도
스플린트를 제거하고 레벨링을 허용해주면,

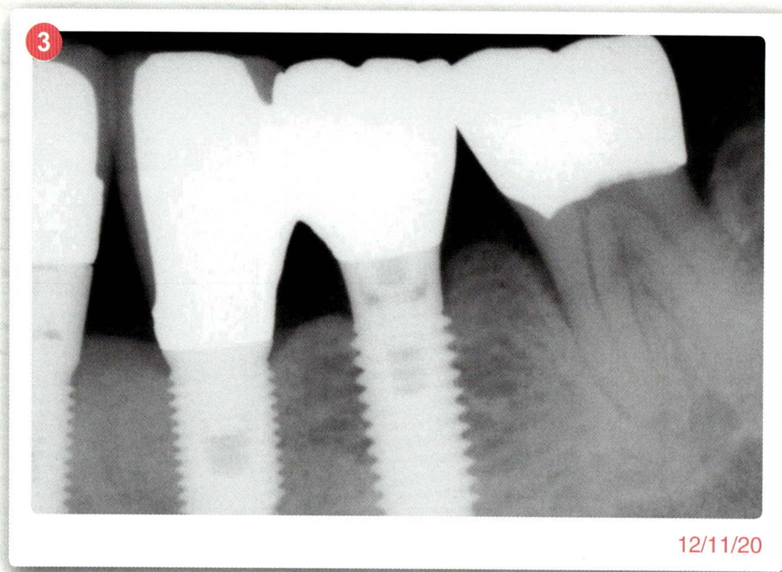

12/11/20

이 정도 결과가 가능합니다.

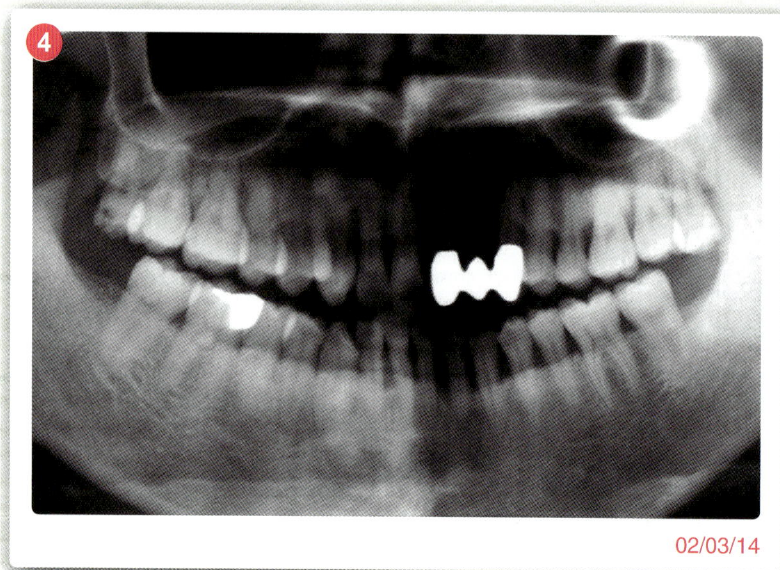

02/03/14

이번에는 상악 전치 브릿지

5

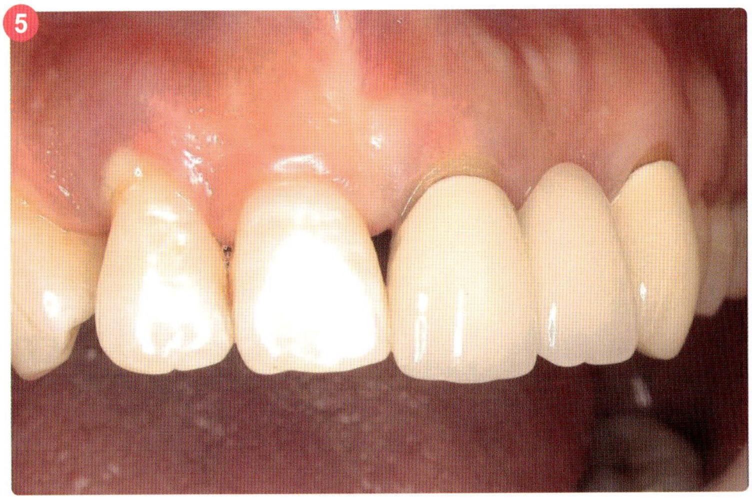

02/03/14

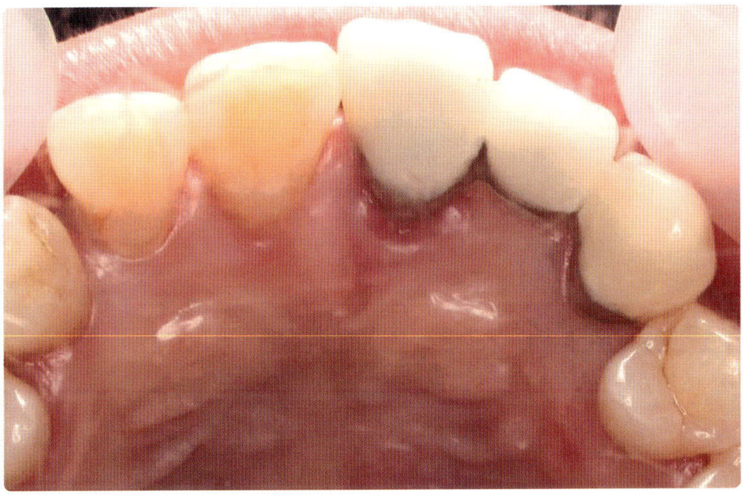

02/03/14

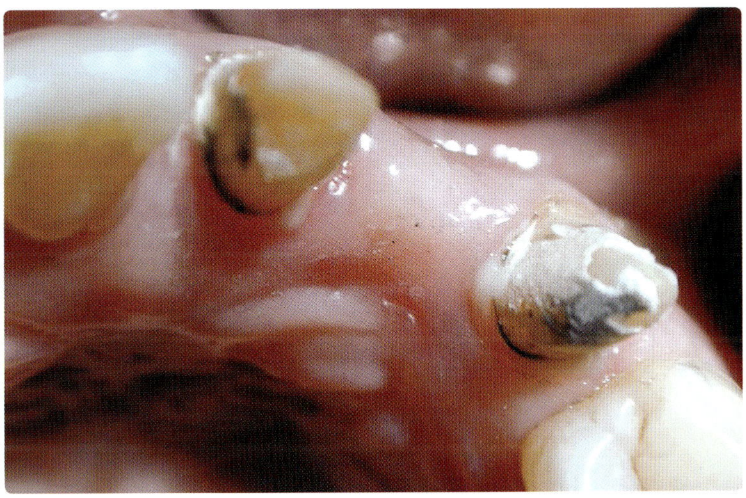

자유로운 레벨링을 허용하기 위해 브릿지 제거

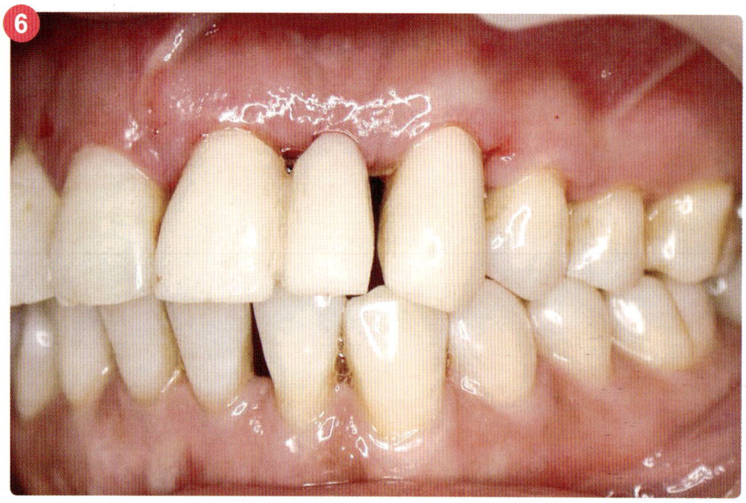

02/03/26

Provisional은 분리해서 한쪽은 cantilever 처리

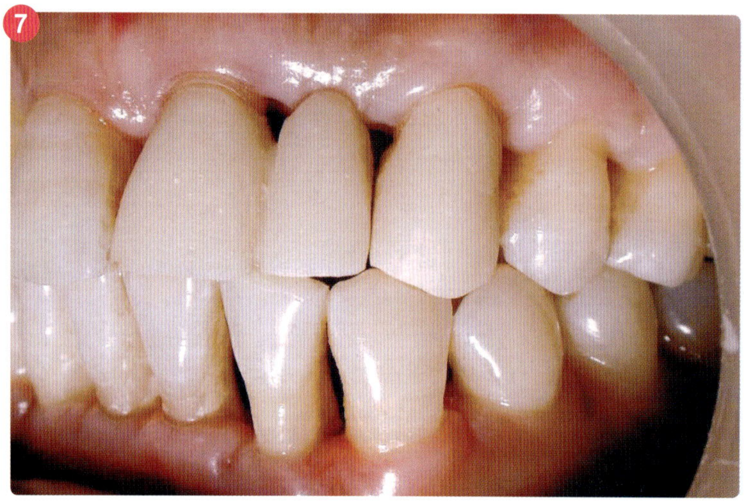

02/04/22

분리된 치아는 레벨링에 의해 움직이게 됩니다.

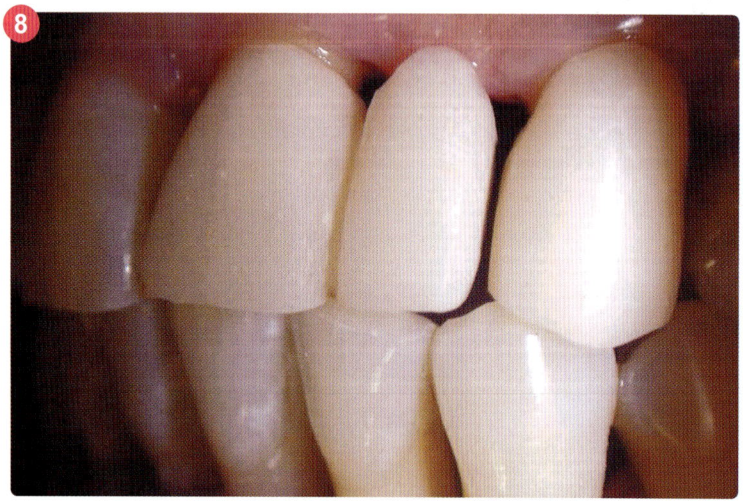

02/04/30

Provisional 사이 간격을 다시 부여해도

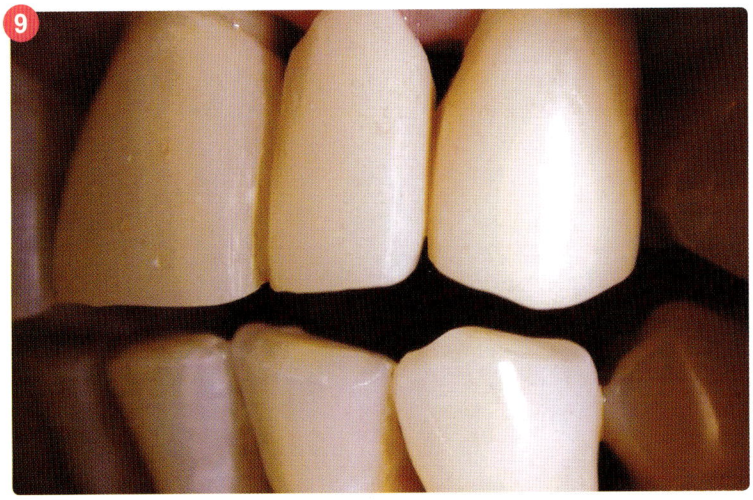

02/06/03

또다시 붙는...

이런 과정의 반복

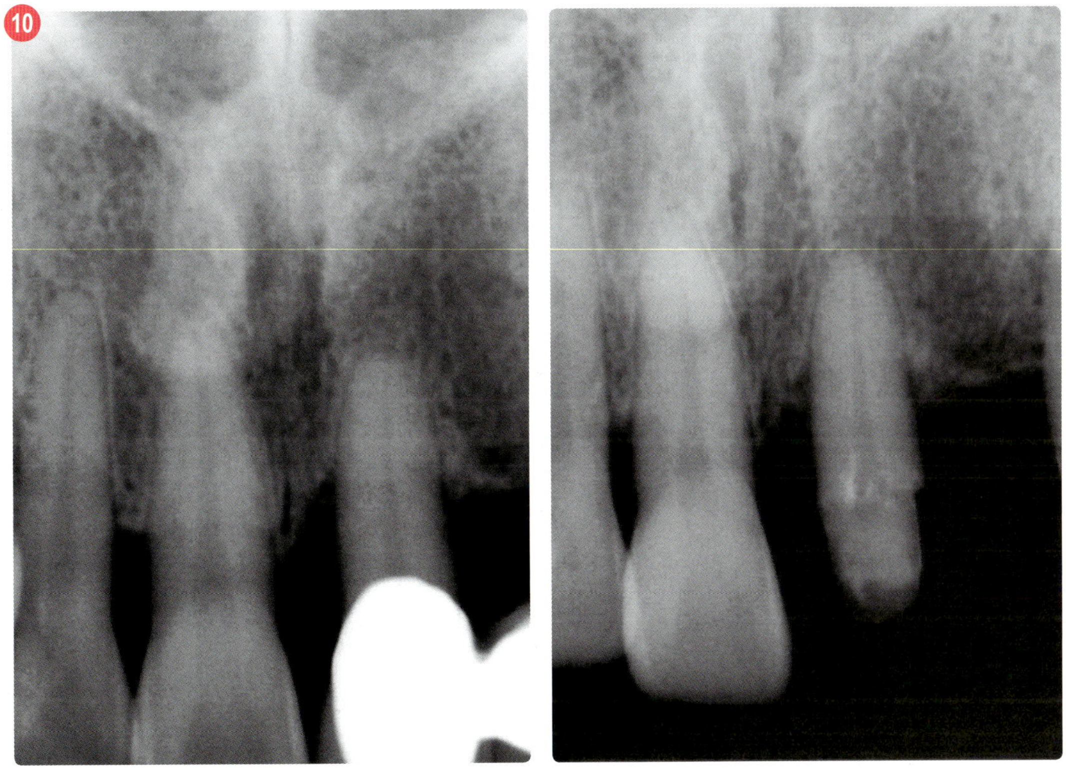

02/03/14 02/04/16

초진 엑스레이

11

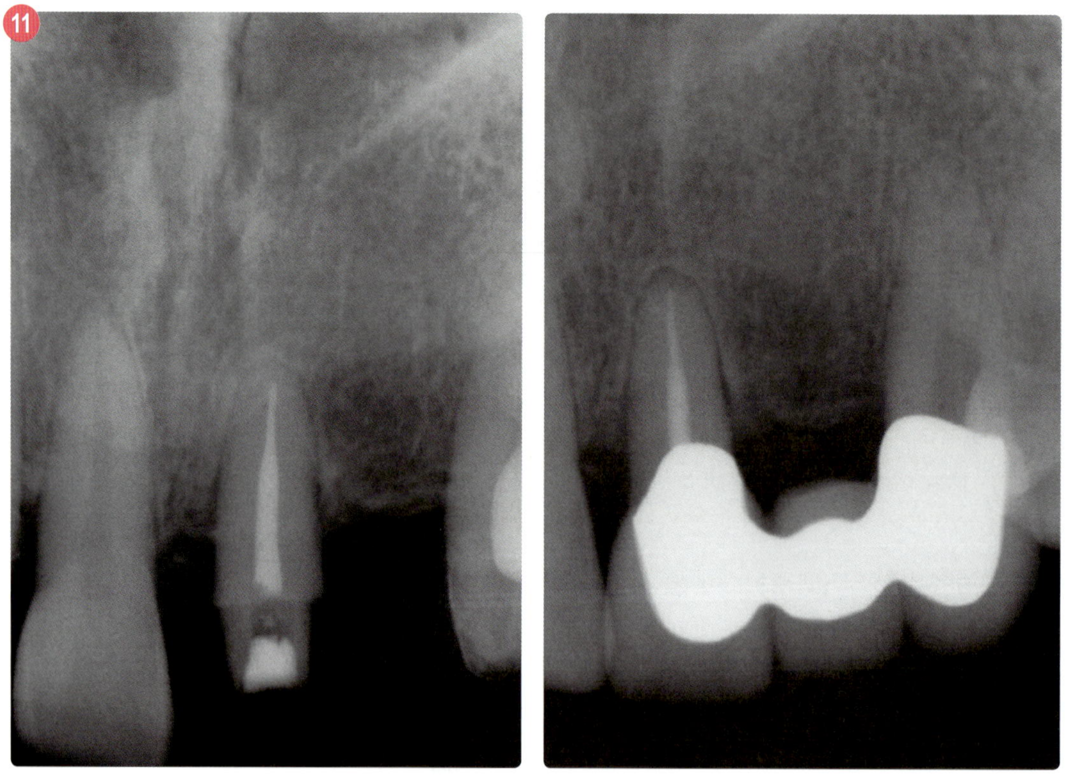

02/08/03 02/10/08

TFO 제거와 레벨링에 의한 결과로 해석 중

12

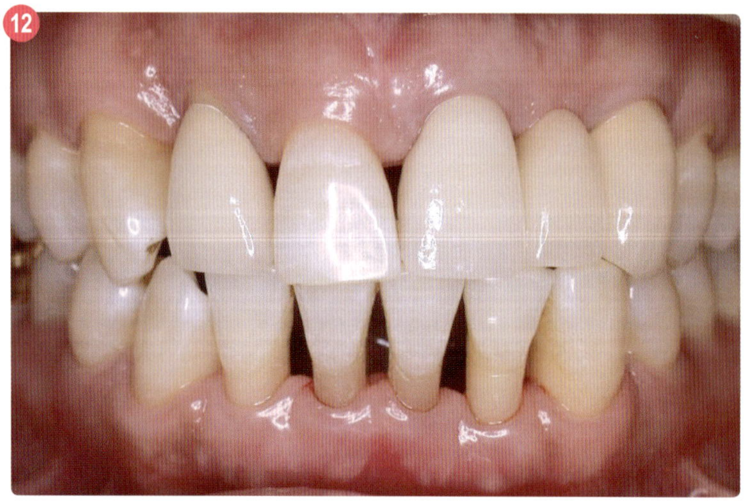

02/10/15

원래는 2번에 임플란트를 계획했으나
환자의 의사를 존중해서 브릿지 재제작

구강 환경이 어떻게 달라졌나요?

13

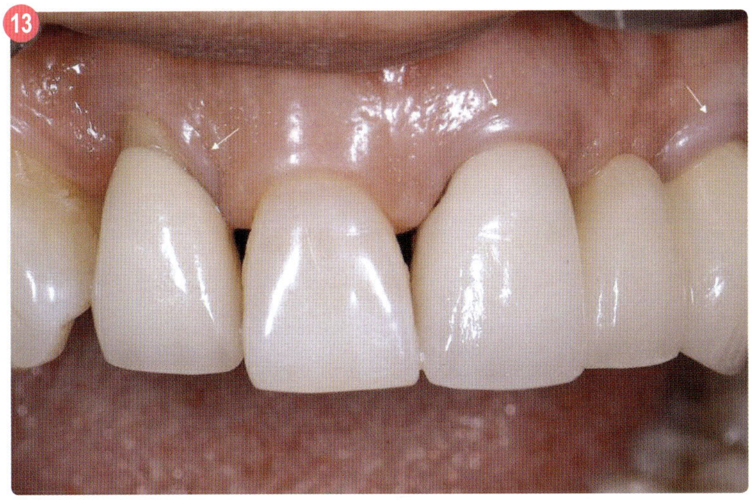

05/03/08

3년 후, FU 사진입니다.

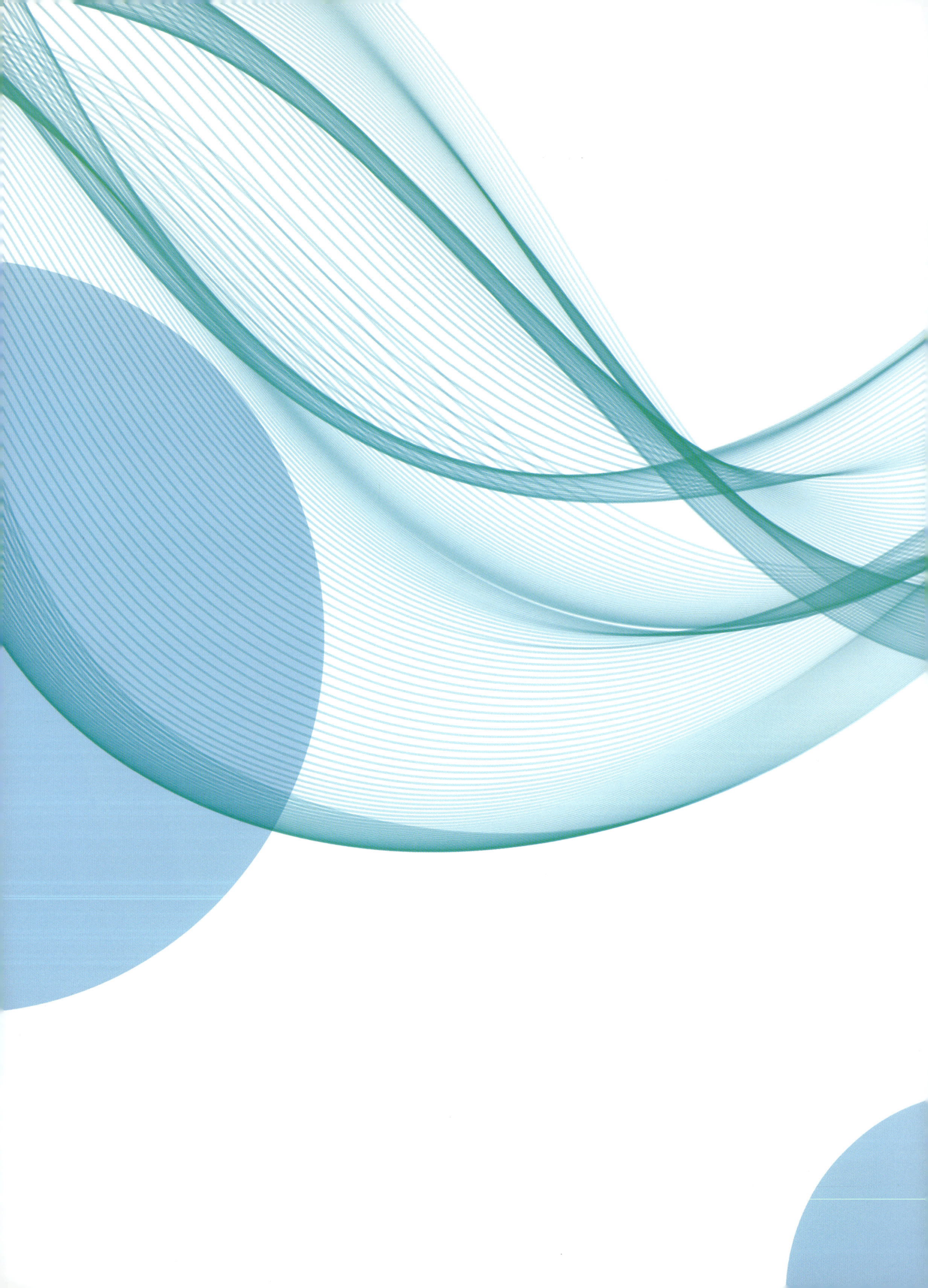

09

자가치아이식과 Bone Leveling

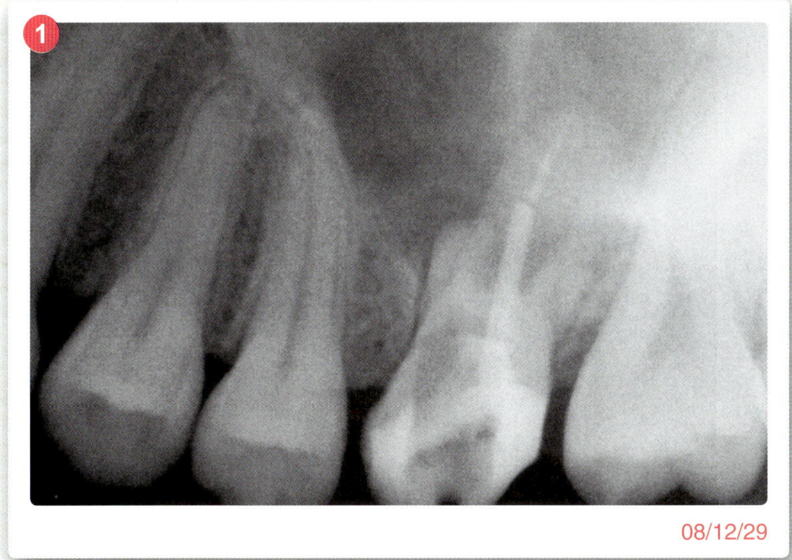

08/12/29

Hopeless 6번

다행히 알토란 같은 8번이 이식 대기 중

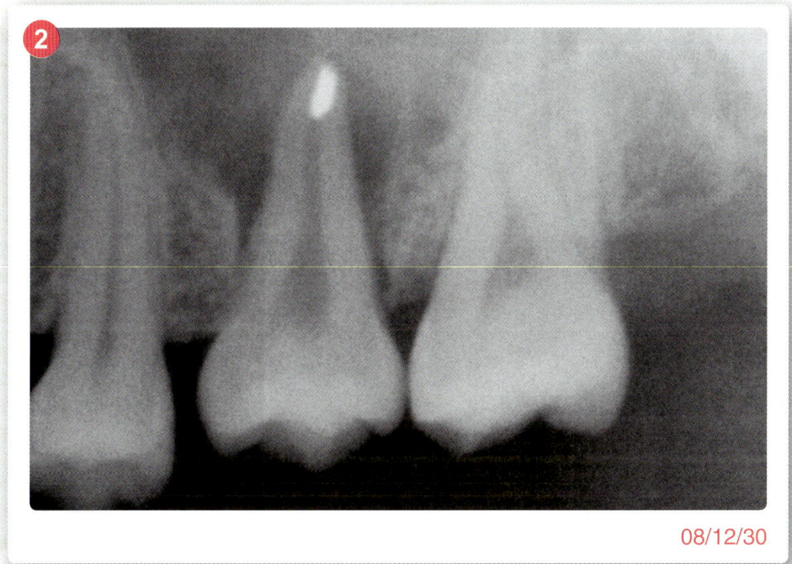

08/12/30

최대한 atraumatic하게 발치 후

8번을 조심스레 이식

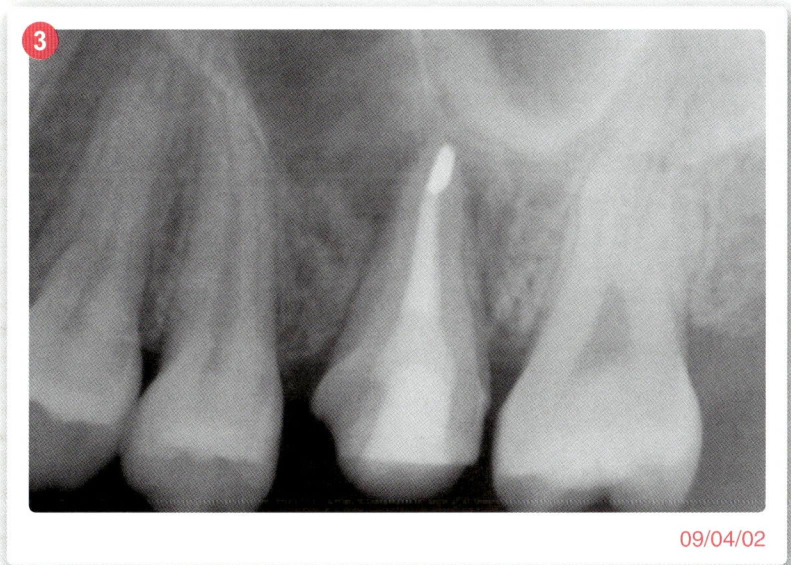

09/04/02

이식 후 4개월

눈물 나게 고마운 PDL

치조골은 PDL이 건강해야 재생된다는

평범한 진리

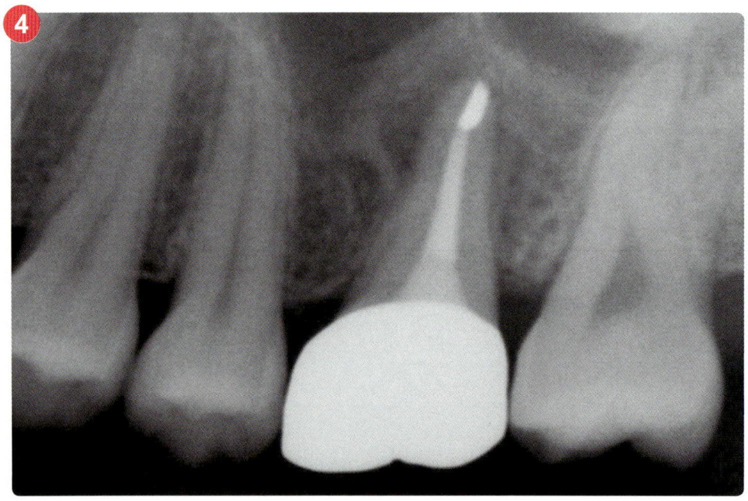

09/05/20

다 된 줄 알고 크라운을 했으나...

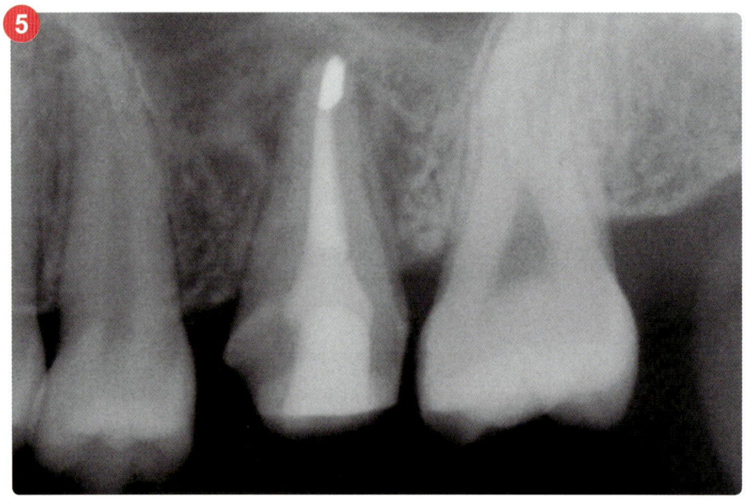

09/06/19

환자가 계속 불편
자꾸 솟아서
결국 한 달만에 보철물 제거 & provisional

몇 개월에 걸친 교합조정 & bone leveling 후
최종 보철은 2.5개월 후 다시 셋팅
고정을 얻으려고 조금 깊게 이식하다보면
bone leveling에 시간이 더 걸리는 경우가
있습니다.

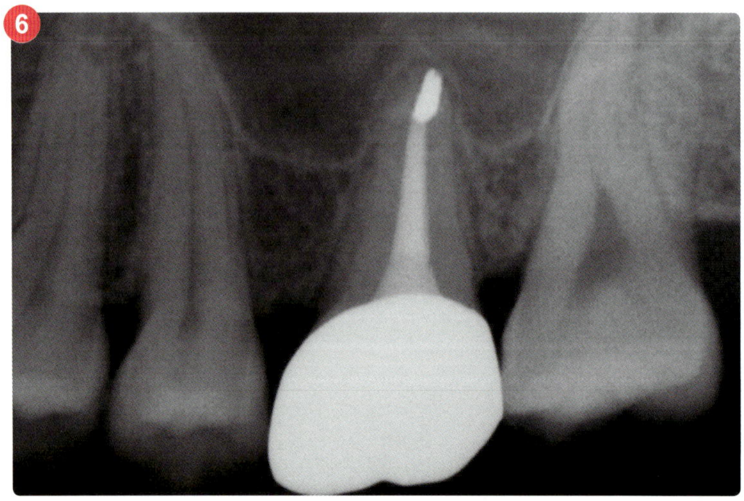

11/11/16

29개월 후 X-ray입니다.

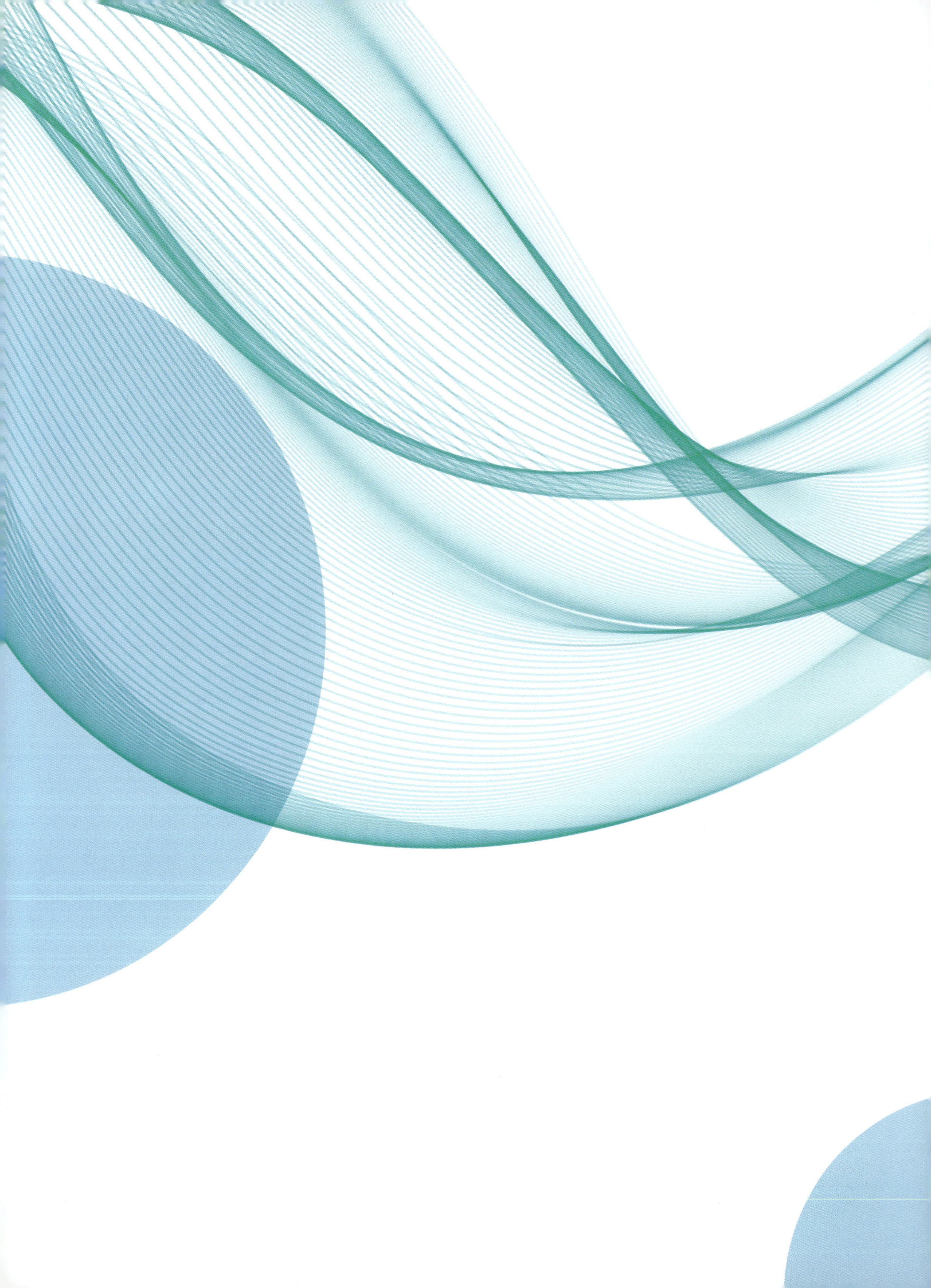

10

앞니 사이 잇몸 염증의 해결

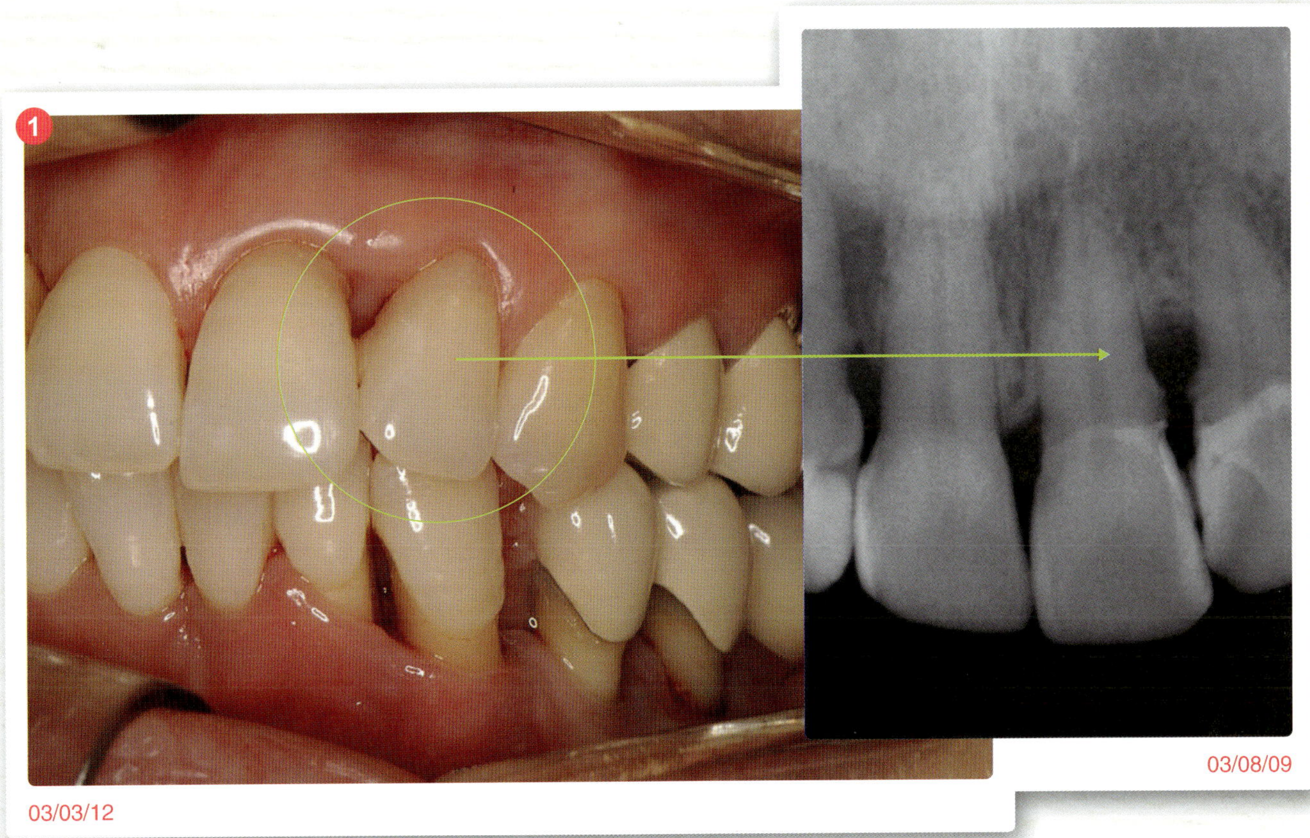

꽤 깊은 염증

fremitus 확인해서 우선 없애주고

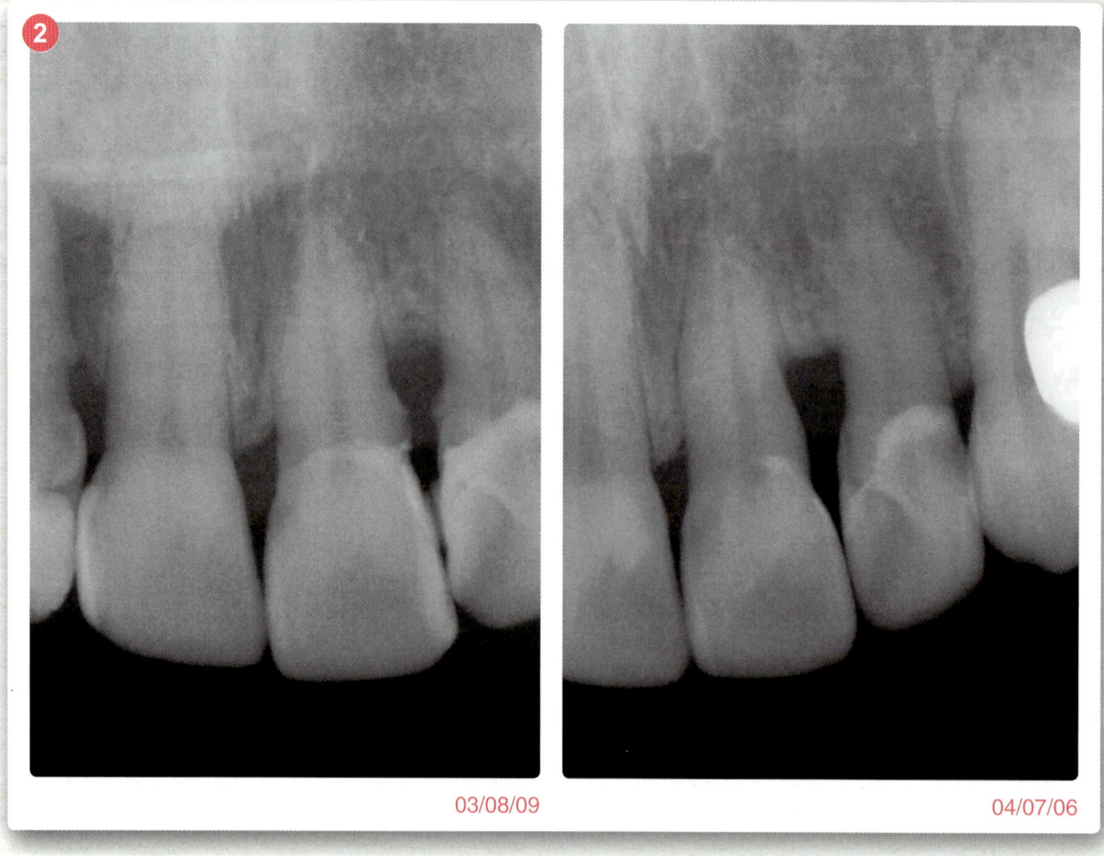

SRP/flap 진행

11개월 후

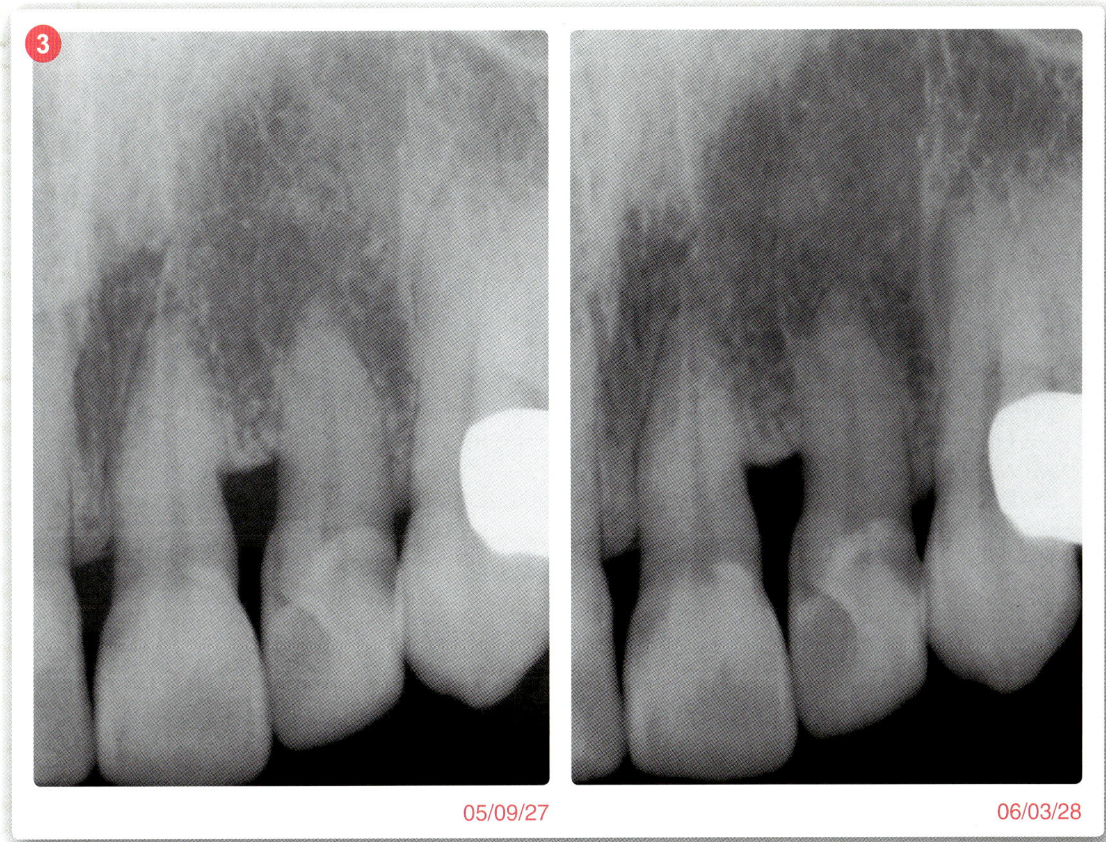

1번 근심/2번 원심 스트리핑
교합조정 꾸준히

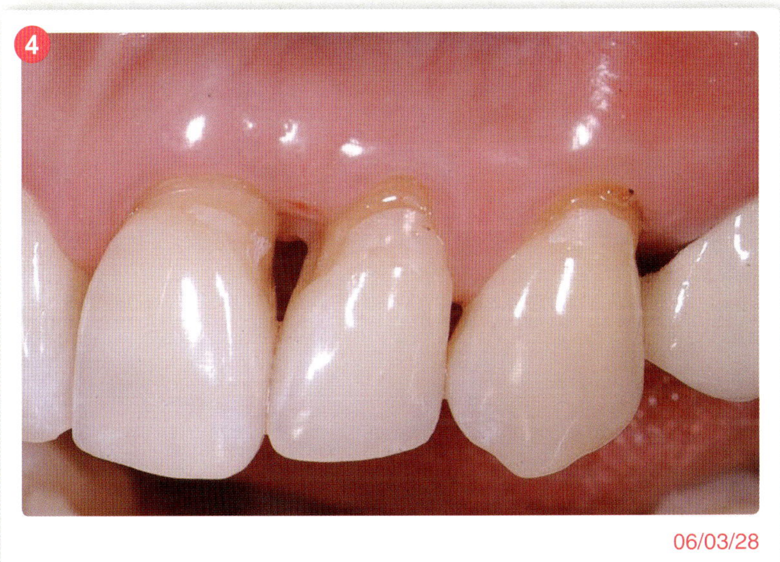

2년 7개월 후 염증이 많이 감소한 모습

5

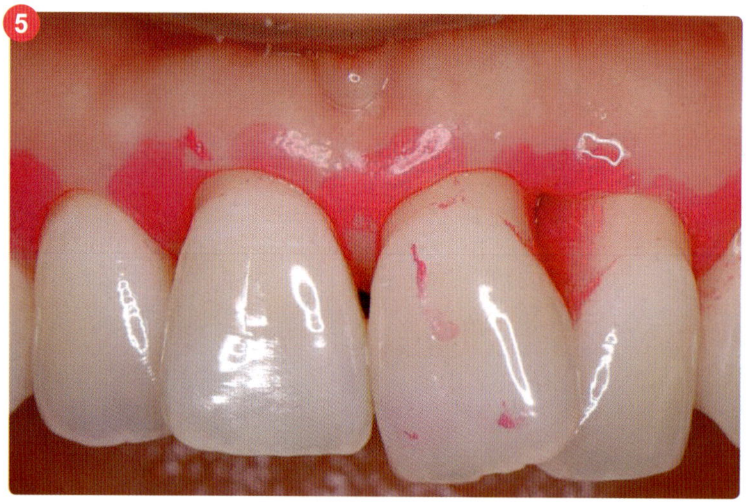

03/07/25

다른 증례입니다.

6

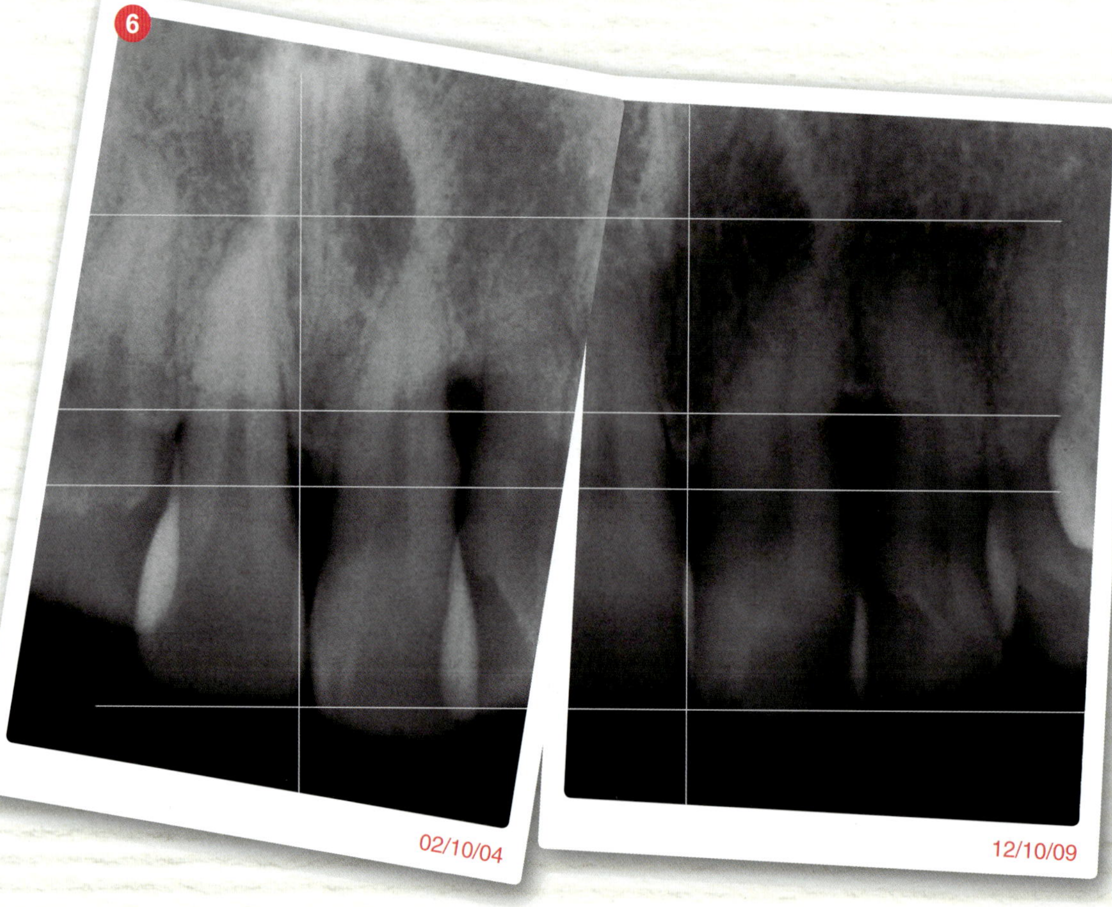

02/10/04

12/10/09

앞니 잇몸뼈가 녹아내릴 때
뭘 해줄 수 있을까?
SRP/flap을 해주면 local factor는 줄어들겠지만

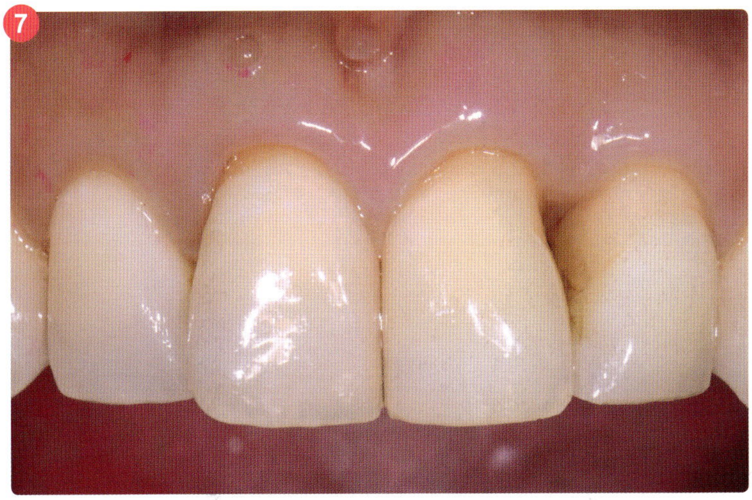

15/01/20

염증 부위의 반대쪽 contact을
스트리핑하면서
bone leveling을 유도 + 약간의 치아 형태를
잡아주면
이 정도 결과가 가능한 경우도 있습니다.

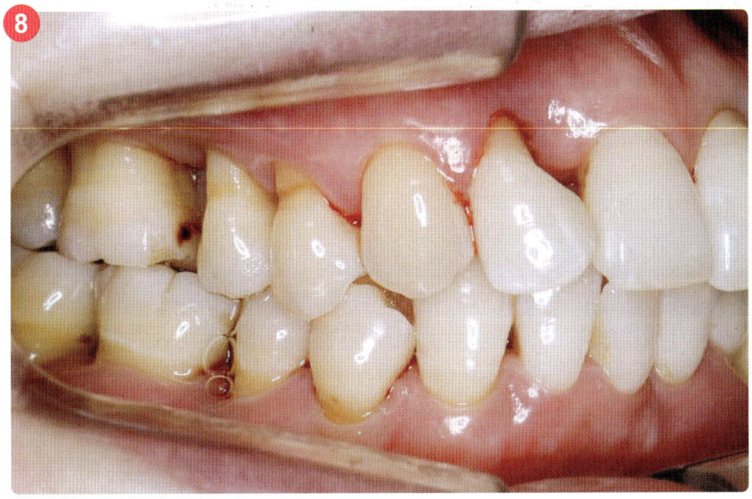

03/08/12

또 다른 증례의 임상 사진

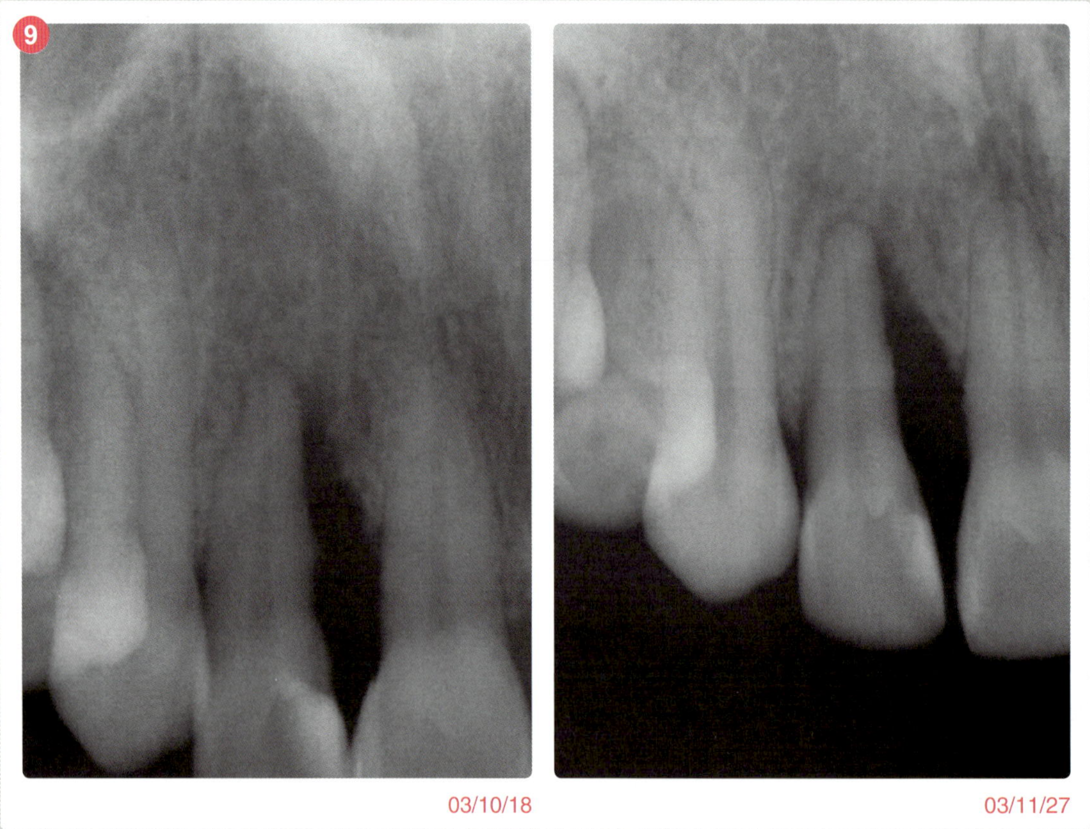

03/10/18 03/11/27

너무 깊은 infrabony defect

빼든 안 빼든 교합조정부터

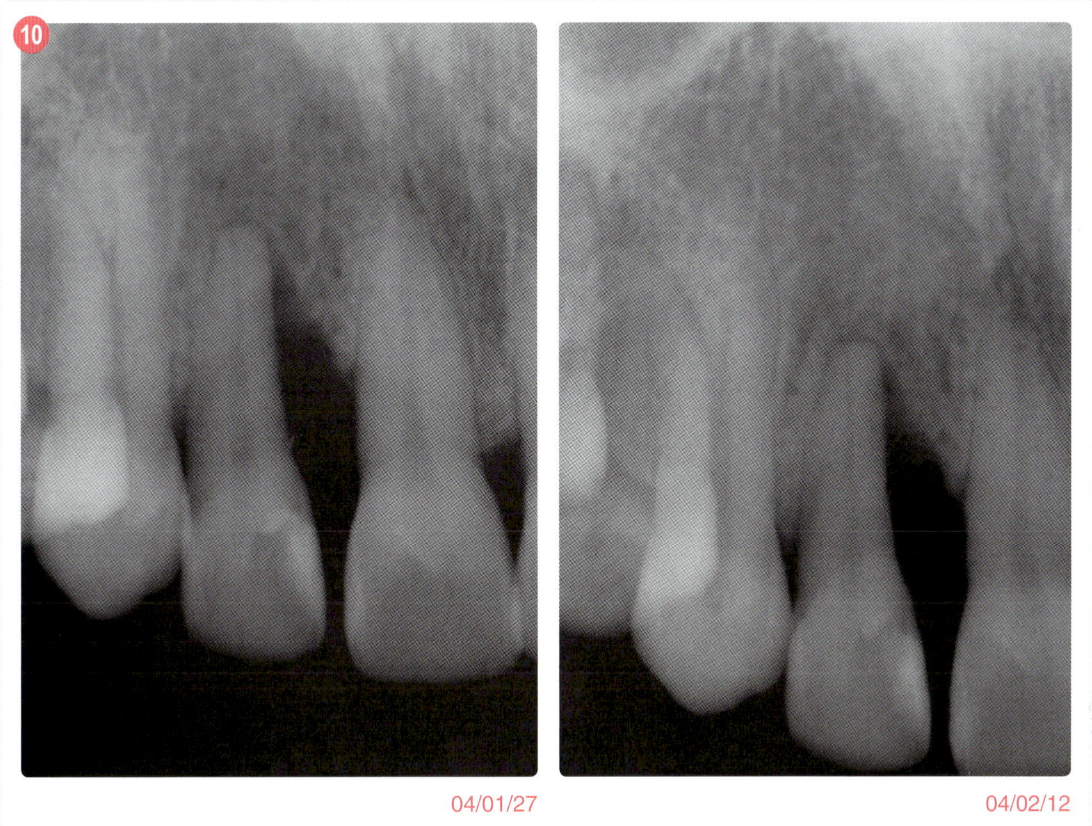

SRP/교합조정/fremitus 제거는 기본

원심 스트리핑

11

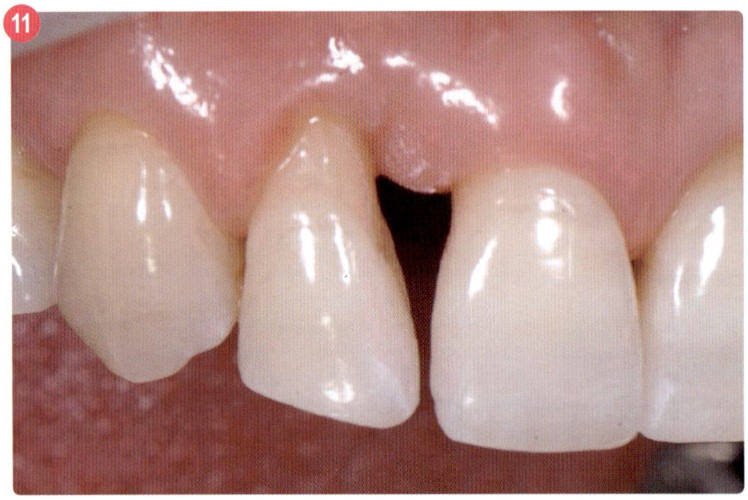

06/03/28

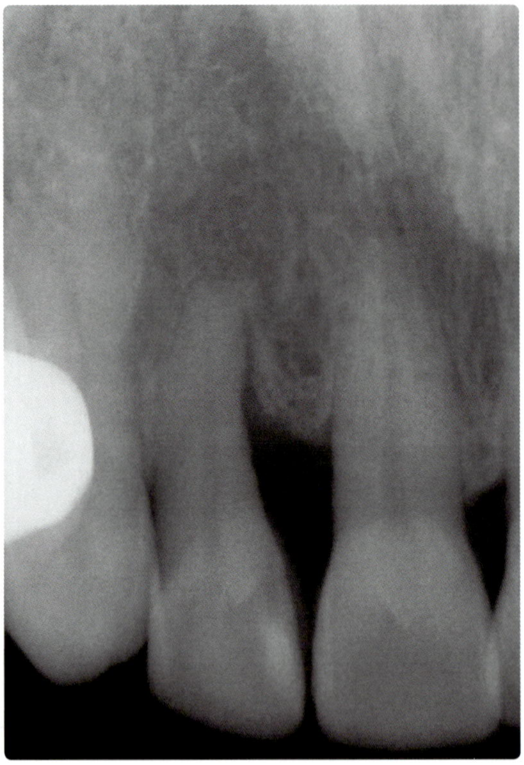

12/11/20

꾸준한 교합조정/레벨링으로
결국 9년 이상 생존,
잘 차오른 치조골

12

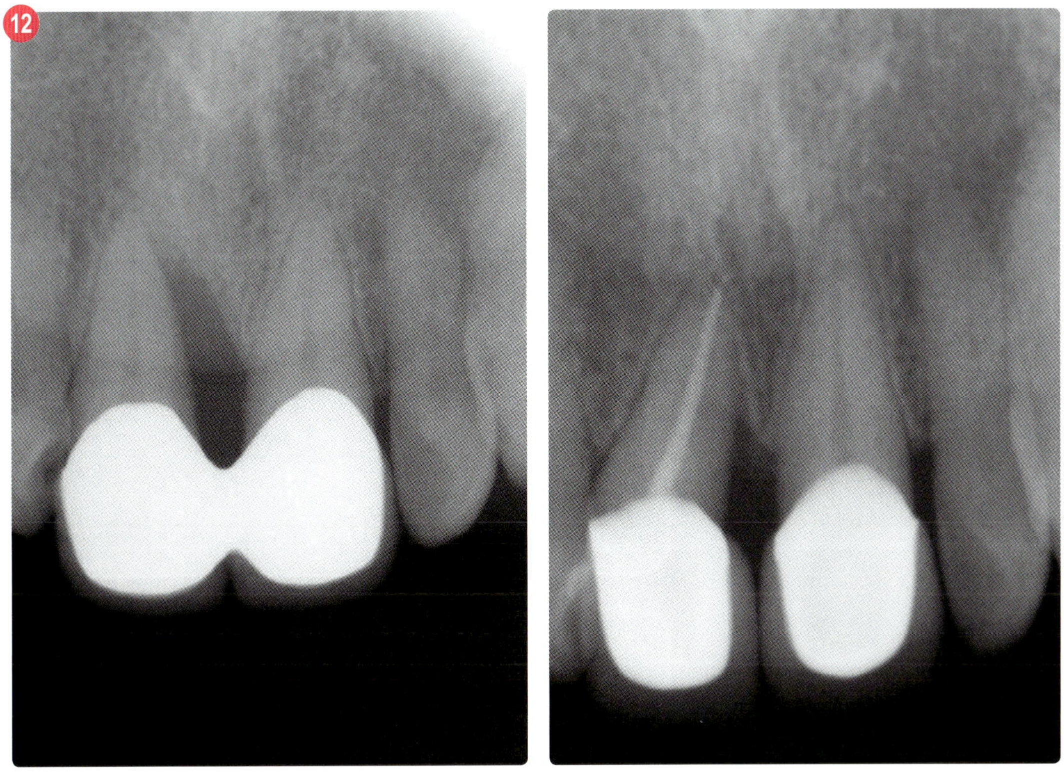

11/01/20 14/11/10

기울어지며 안정된 치주를 확보하는 예는

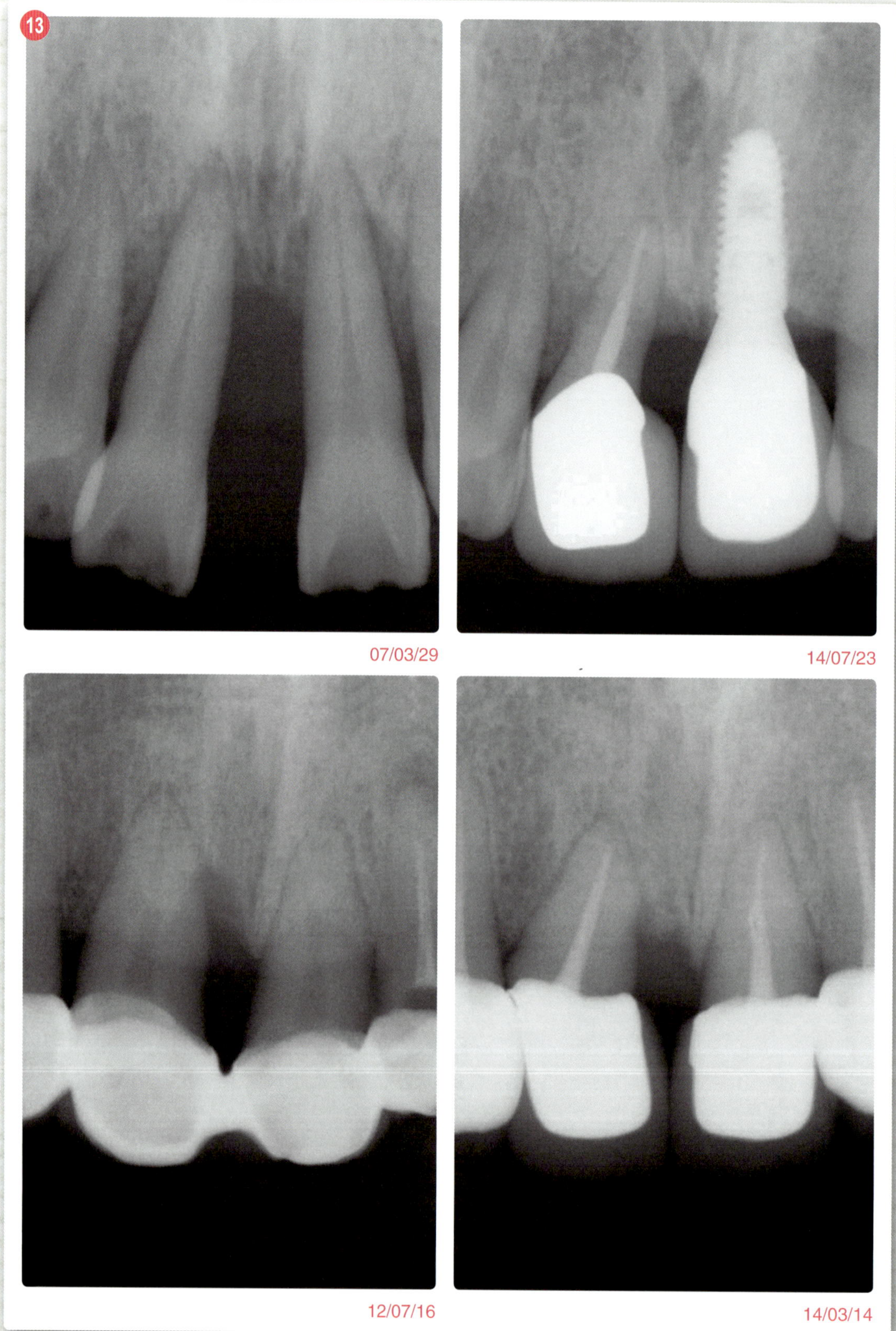

이처럼 어렵지 않게 찾아볼 수 있습니다.

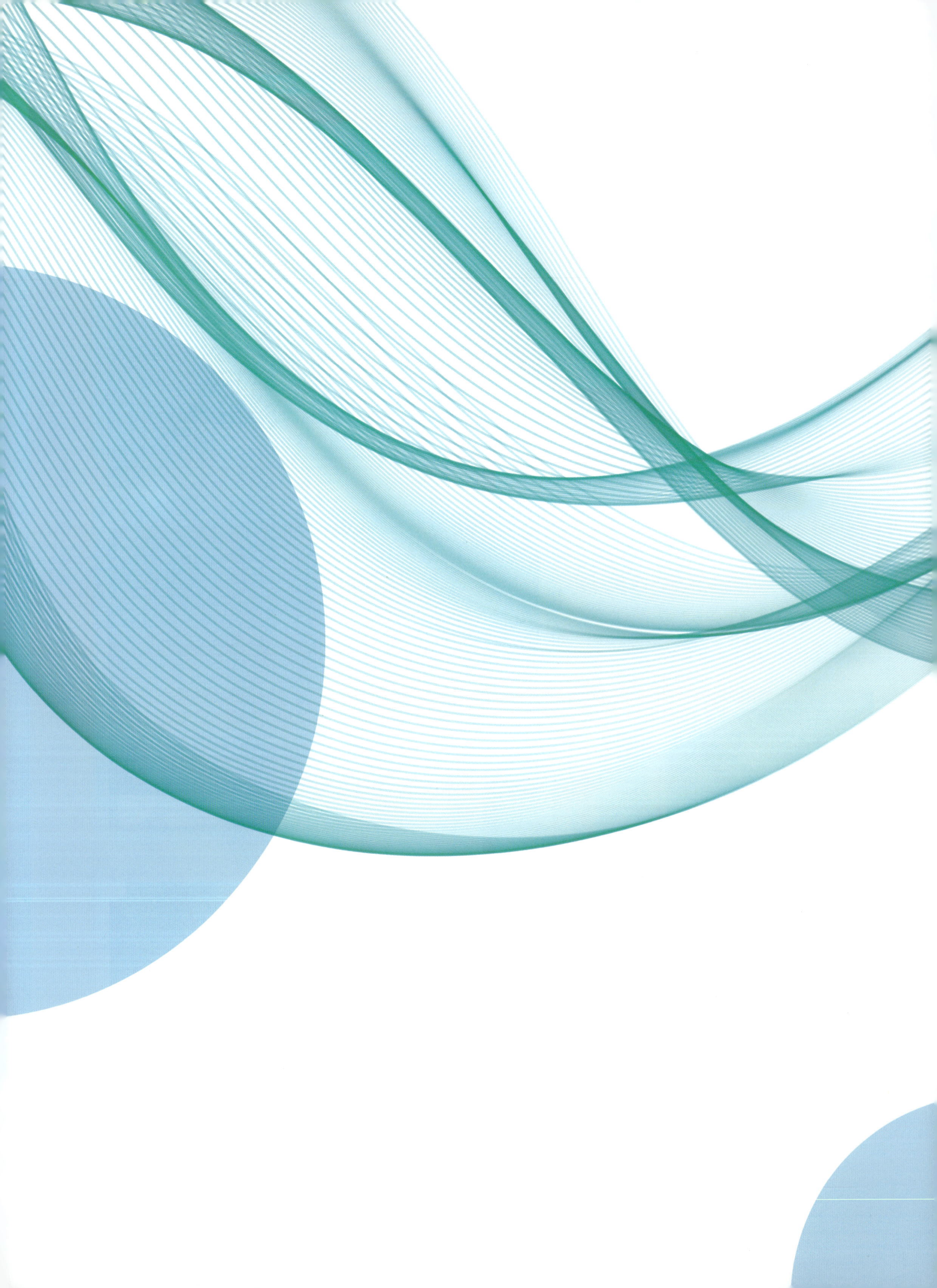

11

전치부 Bone Leveling과 GBR

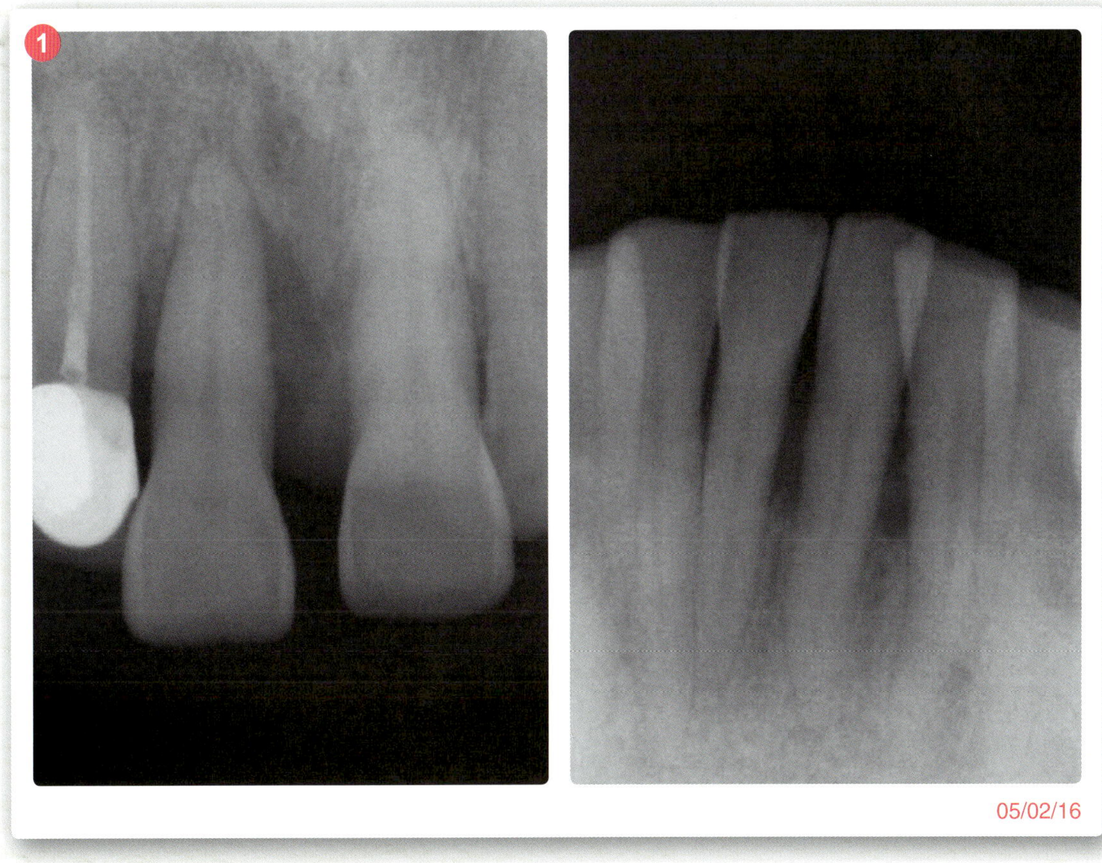

덜렁거리는 앞니
빼든 안 빼든 일단 교합조정으로
fremitus를 먼저 확실히 제거합니다.

2

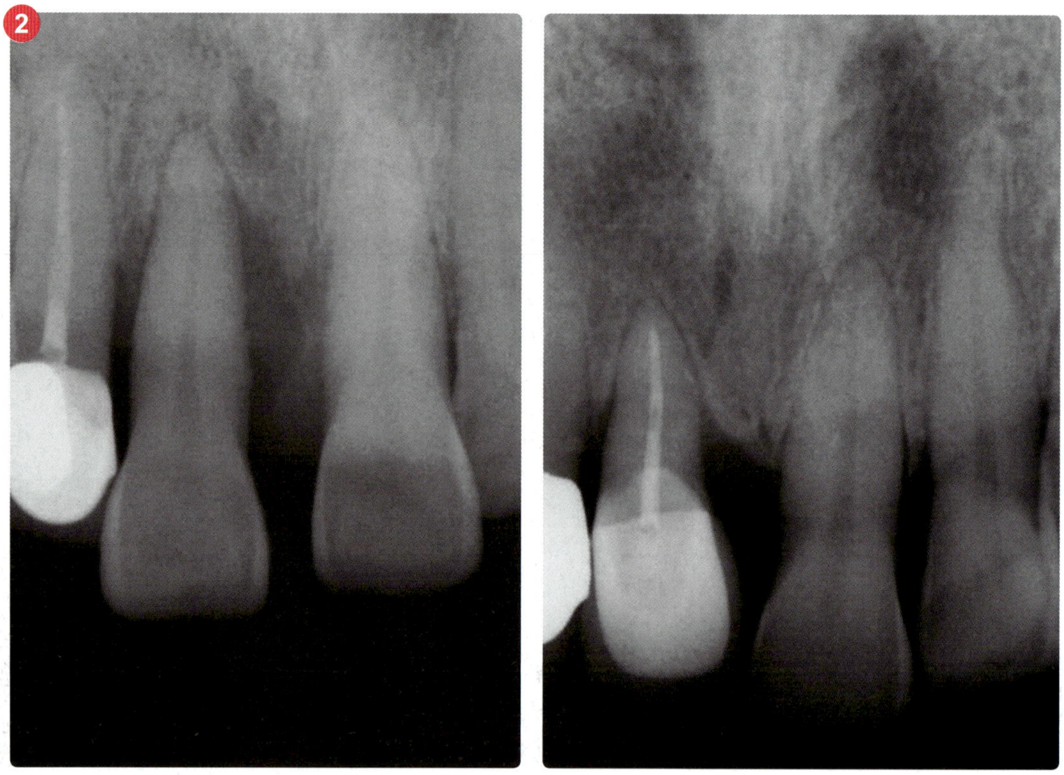

05/02/16 07/07/02

2~3mm 가량 정출되었을 뿐인데
크라운 수복까지 완료할 정도로
잇몸 상태가 안정되었습니다.

3

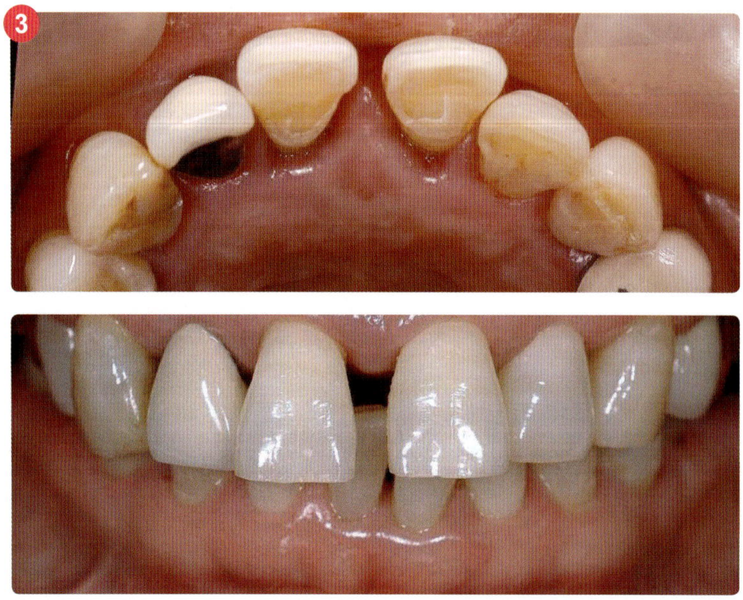

05/02/16

초진

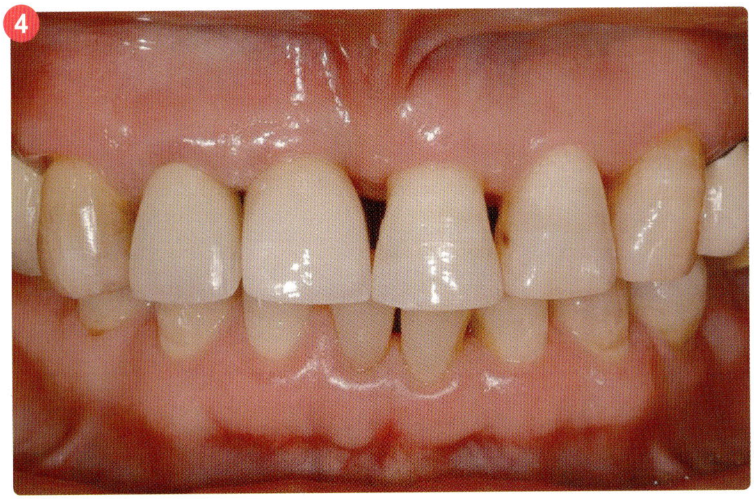

07/07/02

보철 후

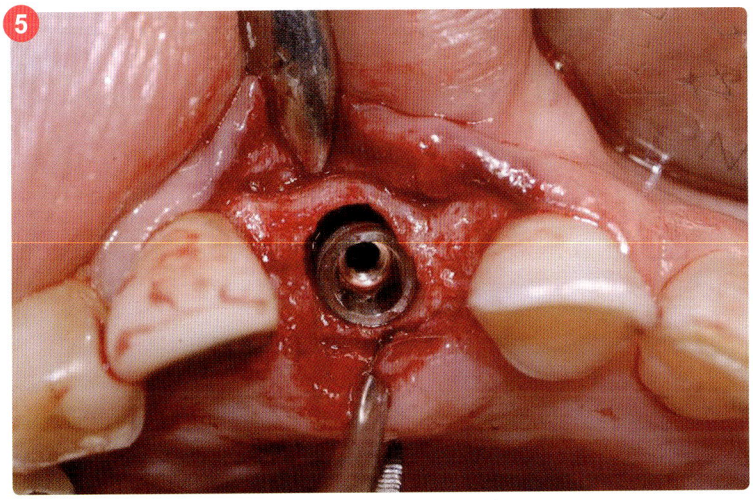

11/11/24

5년 크라운 사용 후 발치

임플란트 즉시 식립

골재생 양상이 뿌듯합니다.

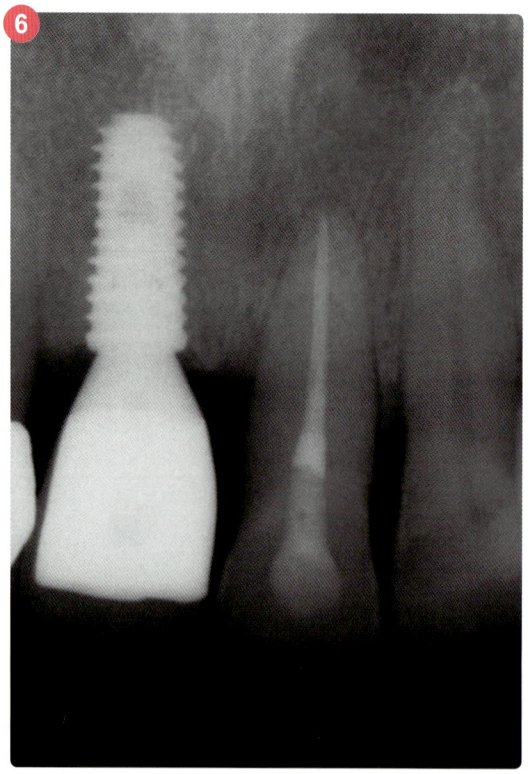

14/03/20

이러한 bone leveling을 이용한
치조골 재생은
난이도가 높은 전치부 GBR 술식에 비해
- 시간이 오래 걸리지만
- 실제 임상에서 쉽게 구현할 수 있고 발치를 서두르지 않아도 된다는 장점이 있습니다.

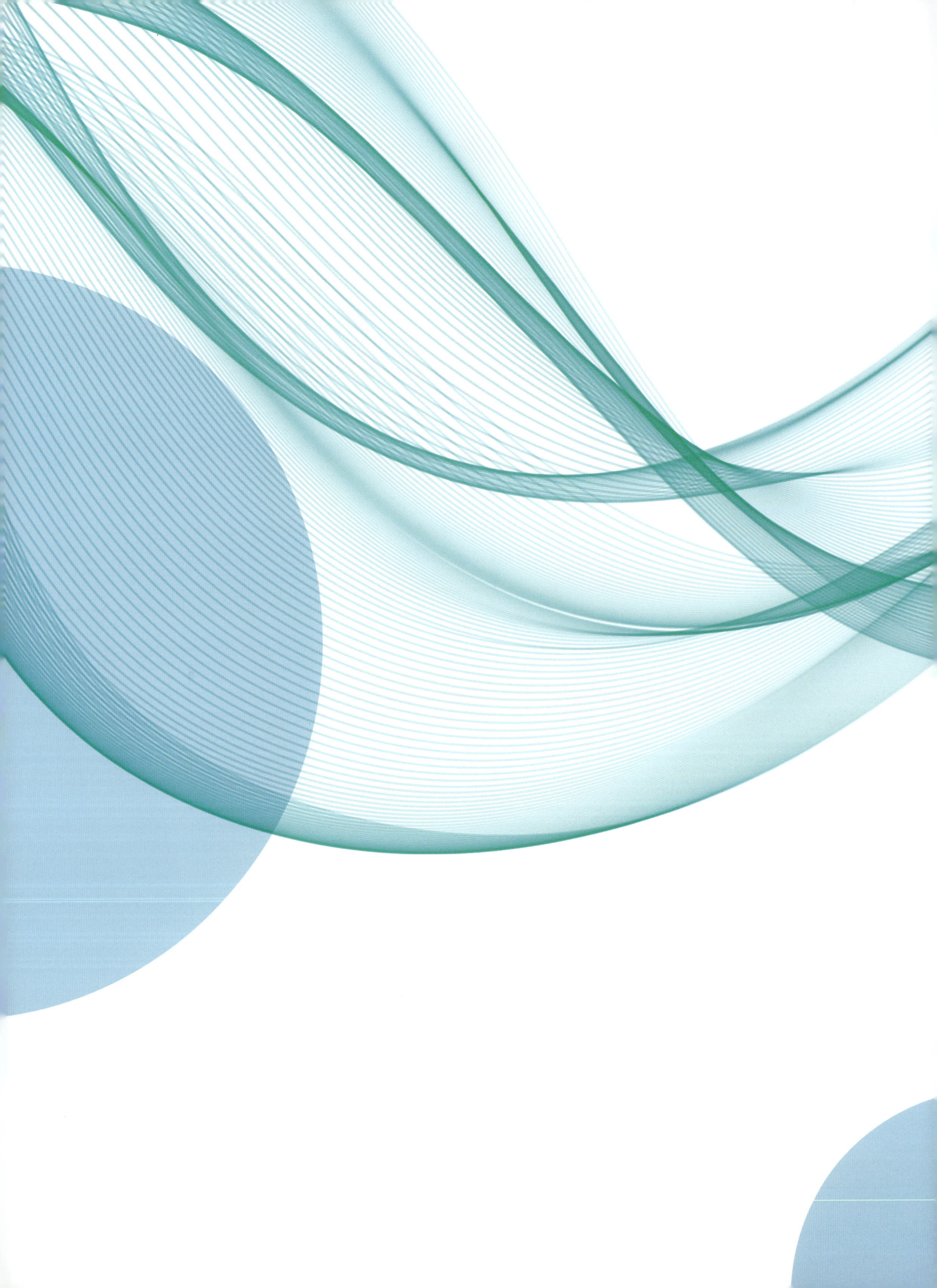

12

각 치아가 감당할 수 있는 힘을 허용한다

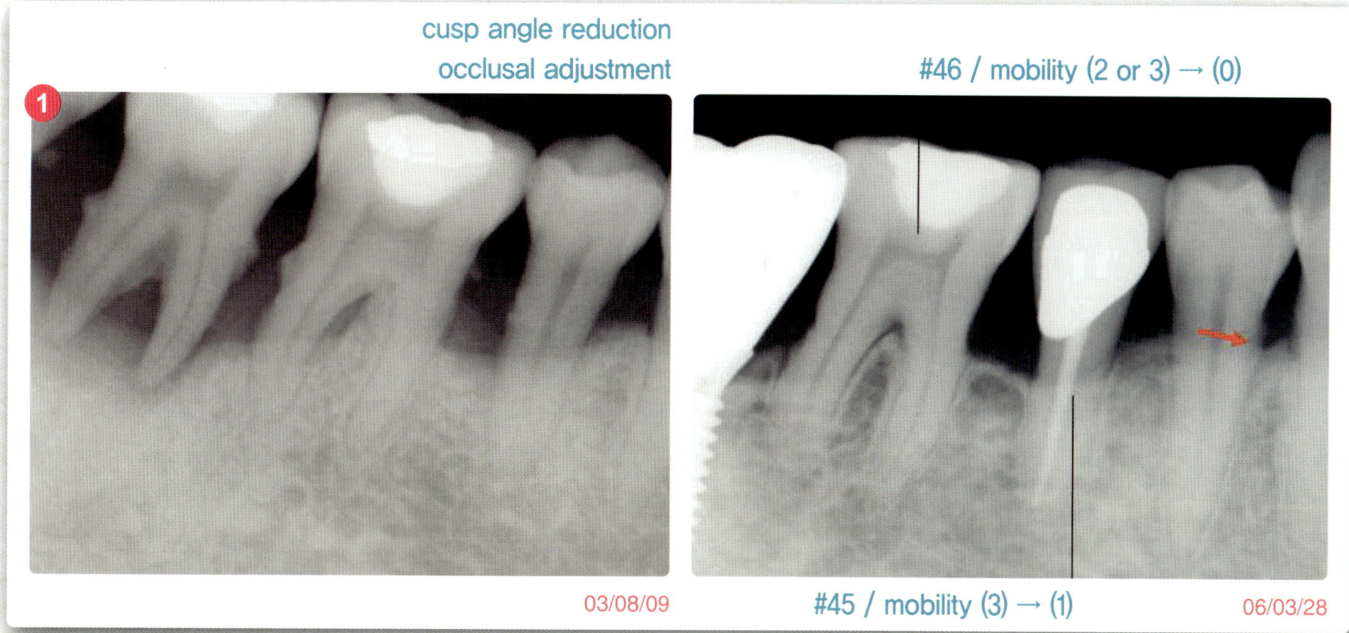

이런 bone leveling에 필요한 교합조정은
매우 정밀하게 한 번에 맞춰준다기보다는
– 약한 치아는 약한 힘이 가해지도록 하고
– 강한 치아가 좀 더 씹는 힘을 감당하게
여러 번에 걸쳐 적절히 조절합니다.
그러다 보면 동요도가 감소하고
환자는 점차 자신감을 갖고 씹어 먹을 수 있게 됩니다.

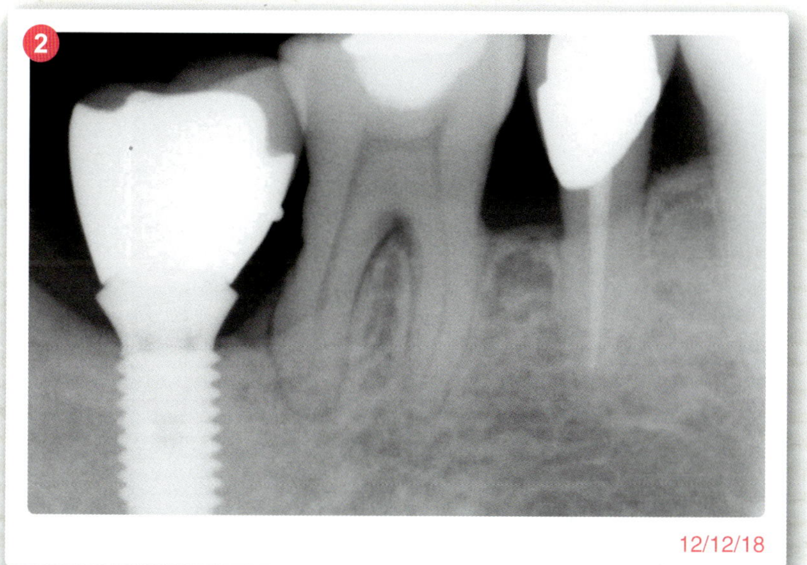

초진에서 9년 후 사진
한꺼번에 전부 조절하는 게 아니라,
며칠/몇 주/몇 개월에 걸쳐서 조금씩 조금씩
상황 봐서 조절합니다.

즉, 교합조정은
– 환자별, 상황별로 융통성 있게 진행합니다.

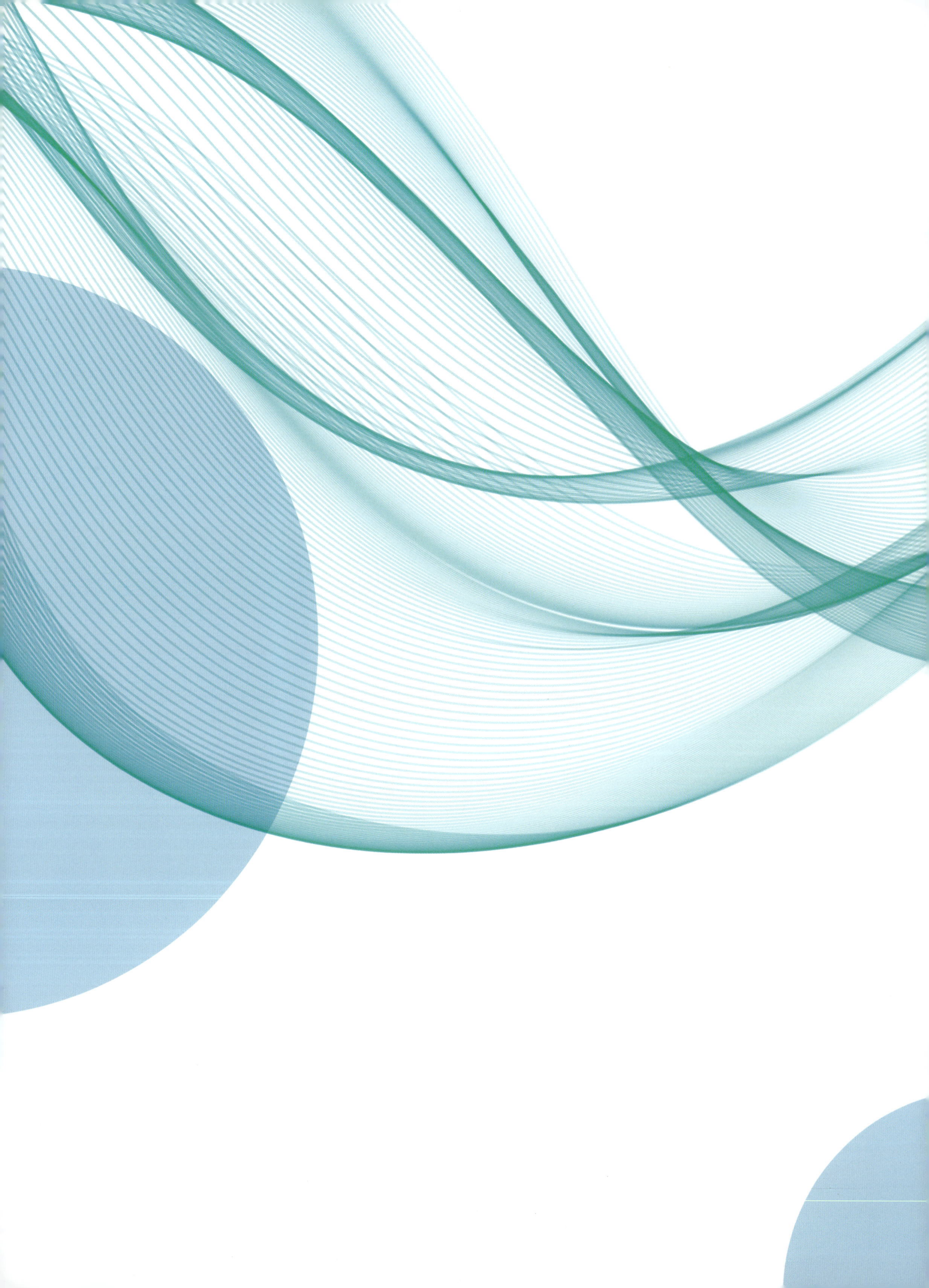

13

에필로그

1

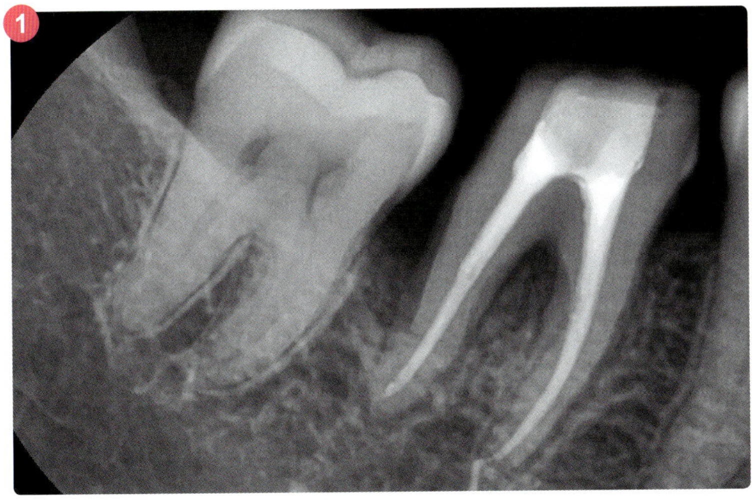

Alveolar bone leveling은
임상에서 흔히 볼 수 있는 현상입니다.
Distal bone loss가 심한 6번이
- 교합면/인접면에서 잡아주는 것 없이
  (provisional restoration 없이)
- 오랜 기간 방치될 경우(여기서는 6개월)

2

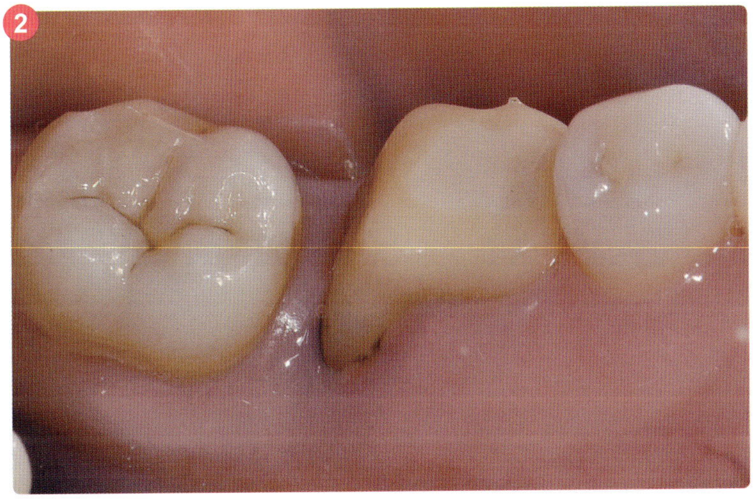

이렇게 근심으로 쓰러지는 경우를
접하곤 합니다.
이렇게 우연히 발견된 현상을
임상에 역이용하는 거죠.
임상을 위해서나 경영을 위해서나
- 환자와의 신뢰 관계 구축과
- 안정적인 치주 상태 확보는
  매우 중요한 화두입니다.

3

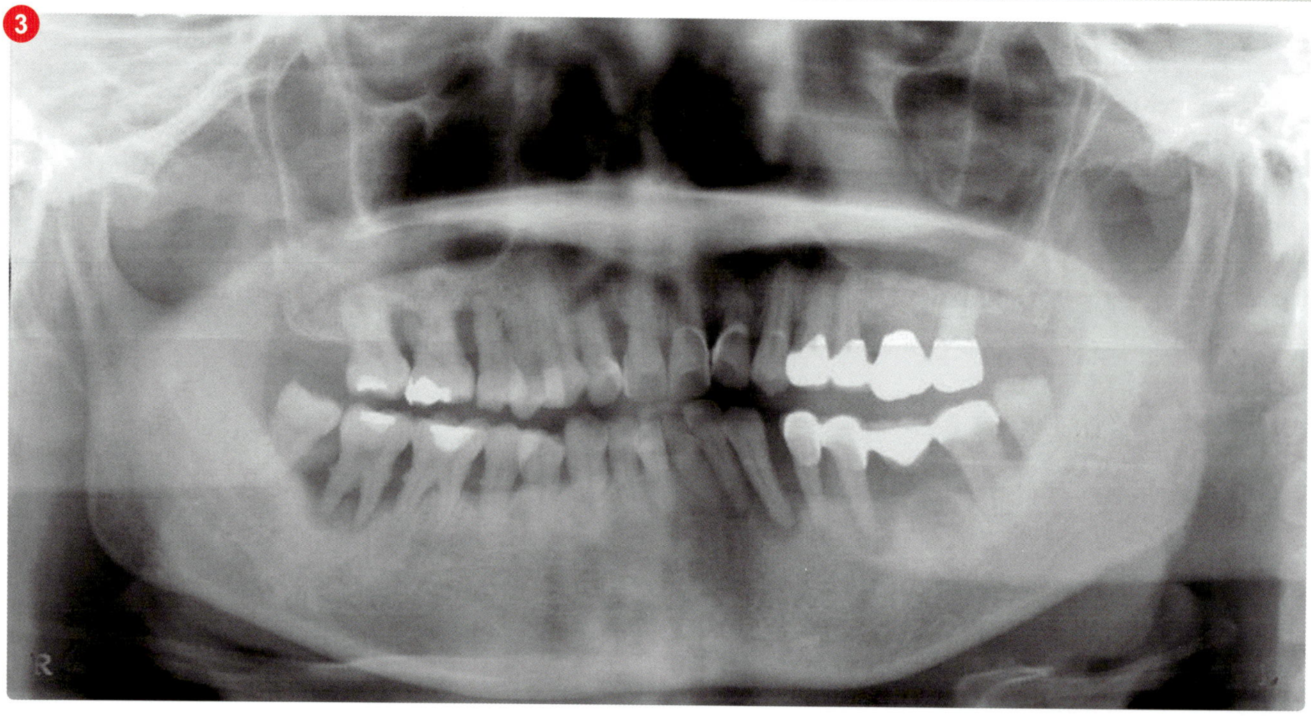

03/08/09

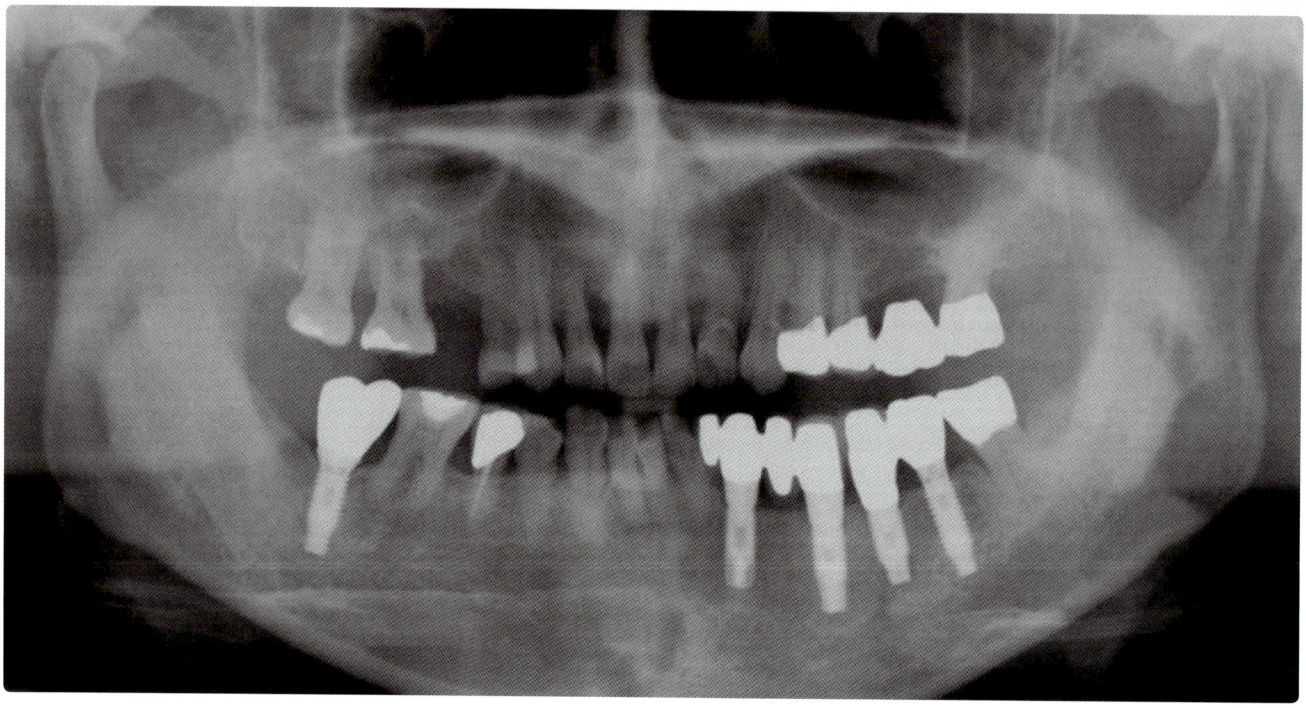

06/03/28

치주 상태가 좋지 않은 치아를 만날 때,
임상가는
– 발치 후 임플란트
– 또는 SRP/flap & 지켜보기
– 대규모의 스플린팅
등을 선택하곤 하는데...
환자 입장에서 어느 것 하나 부담감이 적지 않은 것이 현실입니다.

여기에 alveolar bone leveling이
– 또 하나의 치료 옵션이 되고,
– 그에 관해 앞으로 보다 체계적인 연구가 뒷받침되길
기대해 봅니다.

약력

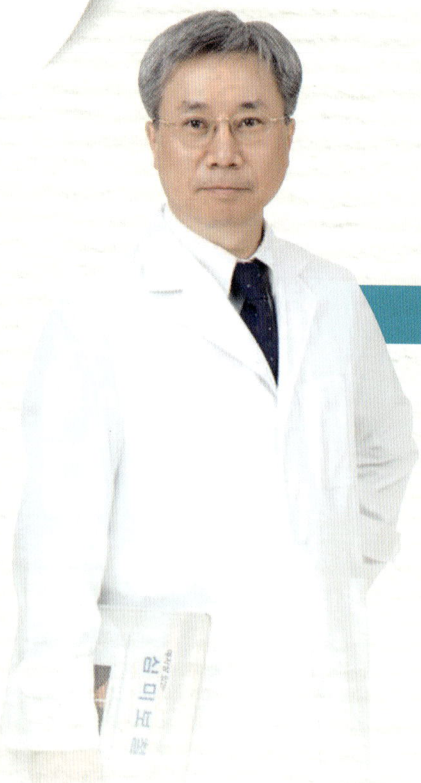

오 영 학 원장

- 연세대학교 치과대학(치의학 박사)
- 오스템 임플란트 AIC Course Director
- 올(All)치과 원장

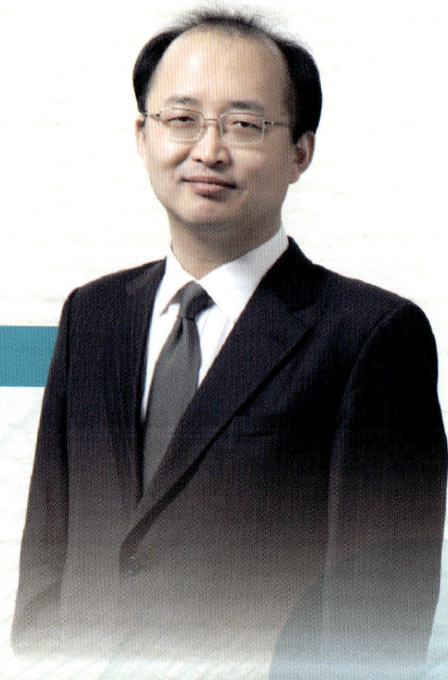

라 성 호 원장

- 서울대학교 치과대학
- 서울대학교 치과병원 보존과
- 서울미소치과 원장

자연치 살리는 Bone Leveling

발행일 2015년 10월 3일
저 자 오 영 학 · 라 성 호
발행인 최 용 원
편 집 김 애 선
표 지 김 애 선
발행처 **대한나래출판사**
등 록 제2012-000051호(1994. 12. 14)

주 소 서울특별시 성동구 성수2로 147 (성수동2가 289-319번지)
아이에스비즈타워 903호
전 화 (02) 922-7080
팩 스 (02) 922-0841
이메일 nrpub@naver.com

ISBN 978-89-5741-403-3 **정가 40,000원**

www.dhpub.com